首都医科大学附属北京佑安医院

肝硬化及门脉高压相关疾病

病例精解

金荣华 / 总主编

丁惠国 / 主　编

U0333289

科学技术文献出版社
SCIENTIFIC AND TECHNICAL DOCUMENTATION PRESS
·北京·

图书在版编目（CIP）数据

首都医科大学附属北京佑安医院肝硬化及门脉高压相关疾病病例精解 / 丁惠国主编. —北京：科学技术文献出版社，2022.3
ISBN 978-7-5189-7641-6

Ⅰ.①首… Ⅱ.①丁… Ⅲ.①肝硬化—病案 ②门脉高血压—病案 Ⅳ.① R575.2 ② R657.3

中国版本图书馆 CIP 数据核字（2020）第 263377 号

首都医科大学附属北京佑安医院肝硬化及门脉高压相关疾病病例精解

策划编辑：蔡 霞	责任编辑：陈 安 责任校对：张吲哚 责任出版：张志平

出　版　者　科学技术文献出版社
地　　　址　北京市复兴路15号　邮编　100038
编　务　部　(010) 58882938，58882087（传真）
发　行　部　(010) 58882868，58882870（传真）
邮　购　部　(010) 58882873
官方网址　www.stdp.com.cn
发　行　者　科学技术文献出版社发行　全国各地新华书店经销
印　刷　者　北京虎彩文化传播有限公司
版　　　次　2022年3月第1版　2022年3月第1次印刷
开　　　本　787×1092　1/16
字　　　数　149千
印　　　张　14.5
书　　　号　ISBN 978-7-5189-7641-6
定　　　价　108.00元

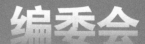

首都医科大学附属北京佑安医院
肝硬化及门脉高压相关疾病病例精解
编著者名单

主　　编　丁惠国

副 主 编　张世斌　李　磊　张月宁

编　　委　（按姓氏拼音排序）

　　　　　蔡妙甜　董培玲　范春蕾　李　鹏　李　琪

　　　　　刘远志　王　征　王淑珍　吴燕京　武永乐

　　　　　熊　峰　闫一杰　易　银　曾庆环　郑俊福

秘　　书　王淑珍　吴燕京

主编简介

丁惠国　首都医科大学附属北京佑安医院肝病消化中心主任、教授、博士研究生导师。

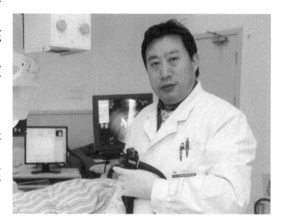

现任中华医学会肝病学分会委员，首都医科大学消化学系副主任，中国研究型医院学会肝病（中西医结合）专业委员会副主任委员兼秘书长，北京医学会消化内镜学分会常务委员，北京医学会肝病学分会副主任委员，中华医学会肝病学分会肝纤维化／肝硬化学组、脂肪肝学组委员等。《中华肝脏病杂志》《首都医科大学学报》《中国医科大学学报》《临床肝胆病杂志》等杂志编委或特约审稿。

序 言

　　首都医科大学附属北京佑安医院是一家以感染、传染及急慢性相关性疾病群体为主要服务对象和重点学科，集预防、医疗、保健、康复为一体的大型综合性医学中心，形成了病毒性肝炎与肝癌、获得性免疫缺陷综合征（艾滋病）与新发传染病、感染免疫与生物医学三大领域的优势学科。建有北京市肝病研究所、北京市中西医结合传染病研究所、国家中西医结合肝病重点专科、北京市乙型肝炎与肝癌转化医学重点实验室、北京市艾滋病重点实验室、北京市重大疾病临床数据样本资源库、首都医科大学肝病与肝癌临床研究所、北京市国际科技合作传染病转化医学基地。

　　作为感染性和传染性疾病的临床救治中心，首都医科大学附属北京佑安医院承担着北京市，乃至全国突发公共卫生事件及重大传染病的应急和医疗救治任务，积累了大量宝贵的临床经验。随着医学科技的进步，临床专业的划分与定位也日趋精细，对疾病诊疗精准化要求也不断提升。为让临床医生更好地掌握诊治思路、锻炼临床思维、提高诊疗水平，我们将收治的部分典型或疑难病例进行了分门别类的整理，并加以归纳总结和提炼升华，以期将这些宝贵的临床经验更好地留存和传播。

　　本套丛书是典型及疑难病例的汇编，是我院 16 个重点学科临床经验的总结和呈现，每个病例从主要症状、体征入手，通过病例特点的分析，逐步抽丝剥茧、去伪存真，最终找到疾病的本质，给予患者精准的诊疗。每个病例均通过对临床诊疗的描述，展示出作者的临床思维过程，最后再以病例点评的形式进行总结，体现了理论与实践的结合、多学科的紧密配合，是科室集体智慧的结晶，是编者宝贵经验的精华，相信对大家开拓临床思维、提高临床诊疗水平有所裨益。

本套丛书的编写得到了首都医科大学附属北京佑安医院广大专家们的大力支持和帮助，在此表示感谢。但由于水平有限，书中难免出现错漏之处；加之医学科学快速发展，部分观点需要及时更新，敬请广大读者批评指正。我们也将在提升医疗水平的同时，持续做好临床经验的总结和分享，与大家共同进步，惠及更多的同行与患者。

金荣华

前　言

　　通过疑难病例的报道，了解掌握疾病的诊断、鉴别诊断及治疗是一种生动的学习方式，也是编写本书的初衷。我们通过回顾消化中心近 5 年来诊治的疑难及少见病例，由全科住院医师、主治医师提供，并由主任医师进行筛选，最终选出这几十个病例，以供专业医师、医学生阅读参考。本书着重介绍了一些较为特殊的门脉高压症、胆道疾病、肝脏占位等病例，内容以完整的临床病例描述为主线，以临床特点及体征、特殊实验室检查及影像学检查为切入点，注重与学科新进展相结合，由主治医师进行病例分析，主任医师进行病例点评，从多角度分析和解决相关的临床问题。通过具体病例的分析，展现诊治过程中的临床思维，讨论病例的相关知识点、治疗原则、诊治体会、经验及教训，希望本书能为临床医师及医学生进行疾病的诊断和鉴别诊断、临床思维能力的培养提供有益的帮助。可以说，本书是众多医师集体智慧的汇集。

　　临床医学是一门实践科学，书本知识要与临床实践相结合，只有这样，才能尽可能地正确诊治每一位患者。本书中的每个病例，都是消化中心的真实病例。从中可以体会出，当疾病发生于个体后，常常伴随着一些教科书上无法完全描述的、错综复杂的临床表现，还有一种情况是一个患者同时合并几种疾病，各种表现交织重叠在一起，这时候，就需要广阔的视野、丰富的临床经验进行分析，才能得出准确的判断。而这种能力的培养，一定是在扎实的医学理论知识基础上，通过大量的疑难病例，进行细致的分析和认识，才能逐渐积累到这个水平。

对疾病诊疗知识的学习和认识，是一个永无止境的过程，医学科学的发展同样是没有止境的，也真诚希望各位同道不吝赐教，提出宝贵意见及建议，使本书更加完善。

目　录

第一章
少见的肝脏疾病及肝占位性病变

病例 1　慢性 HBV 携带合并肝脏多发局灶性结节性增生

病历摘要

【基本信息】

患者，男，11 岁，身高 178 cm，体重 45 kg，学生，因"体检发现肝脏多发占位 1 周"入院。

现病史：患儿自幼发现 HBsAg、HBeAg 及 HBcAb（＋）。近 3 年来每年进行肝功能检测均正常，HBsAg、HBeAg 及 HBcAb（＋），外周血 HBV-DNA $10^7 \sim 10^8$ IU/L，腹部超声检

查均未见异常改变。1周前于门诊常规复查，超声提示肝脏多发占位。

既往史：患儿既往无其他病史，为足月顺产。出生后诊断尿道下裂，3岁时行手术修补。生长发育正常。无特殊用药史。

家族史：有乙型肝炎家族史，其母亲及姐姐均为乙肝病毒携带者。

【体格检查】

神志清楚，发育正常，无肝掌及蜘蛛痣，面色正常，心肺正常，腹软，肝不大，脾脏肋下2 cm，腹腔积液征（−），四肢未见异常。

【辅助检查】

血常规、胸透、尿便常规检查结果正常。

HBV-DNA 定量 4.2×10^7 IU/L。

肝功能：ALT 46 U/L，AST 58 U/L。

乙肝五项：HBsAg、HBeAg 及 HBcAb（＋）。

肿瘤标志物检测：AFP、AFPL3%、CEA、CA19-9、CA12-5、CA72-4 均在正常范围。

腹部超声：肝脏多发实性占位性病变（较大约25 mm×30 mm），肝癌不除外。

肝脏 MRI 检查（图1-1）：肝表面欠光整，各叶比例轻度失常，肝实质内可见多发类圆形略短 T_1、稍长 T_2 信号，境界欠清晰，较大约28 mm×26 mm，静脉注射 Gd-BOPTA 增强扫描：动脉期可见略强化，门脉期可见明显强化，平衡期呈中心稍高信号周边环状稍低信号改变，增强扫描门脉期肝内另可见多发结节状强化，平衡期未见明确显示。肝内胆管及胆总管未见明显扩张。肝内外门脉显影良好，门脉主干宽约 15 mm。门脉左右支可见交通支汇入下腔静脉肝上端，似与肝静脉共开口。脾约 8 个肋单元，厚约 40 mm，脾静脉宽约 9 mm。胆囊、胰腺、双肾未见异常。腹膜后未见肿大淋巴结。诊断：①肝脏多发占位，恶性可能性大；②肝内多发灌注异常可能，门静脉 – 下腔静脉分流形成；③脾大。

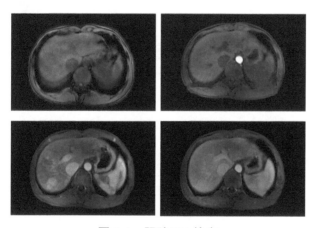

图 1-1　肝脏 MRI 检查

腹部血管增强 CT 及三维血管重建提示（图 1-2）：平扫肝实质密度欠均匀，CT 值约 56 Hu。肝内见多发类圆形低密度灶，边界尚清，最大约 29 mm × 22 mm；增强扫描动脉期见不均匀强化，静脉期病灶强化趋于均匀，延迟期大部病灶呈等密度改变，部分病灶呈稍高密度改变。动脉期肝内门脉右支见提前显影，静脉期肝内门脉右后支显影欠佳。肝内门脉左支与肝左静脉共同汇入下腔静脉。肝外门静脉主干直径约 13 mm，血管重建示腹主动脉，腹腔干，肠系膜上、下动脉，双侧肾动脉管径、形态、走行未见明显异常，管壁光滑。诊断：①肝内多发占位,良性病变可能;②动门脉瘘,门静脉 – 下腔静脉分流;③脾大。

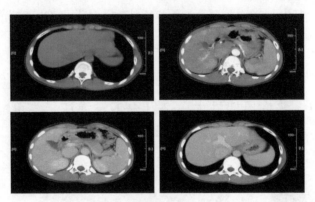

图 1-2　腹部血管增强及三维血管重建

超声引导下肝脏结节穿刺,肝穿刺组织长 1.7 cm,一端大汇管区近旁肝实质内可见一较正常汇管区,间质轻度单个核细胞浸润,周围肝板内肝细胞呈单层排列(图 1-3A),相接的肝实质失去正常小叶结构,未见正常汇管区,代之以多数扩大的血管腔(图 1-3B),CD34 免疫组化阳性(图 1-3D),周围伴少

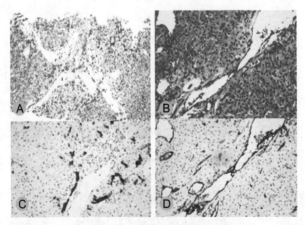

HE 染色显示肝细胞呈单层排列,肝实质失去正常小叶结构(A.×100);未见正常汇管区,代之以多数扩大的血管腔,CD34 免疫组化染色阳性(B、D.×200);
细胆管增生,CK19 免疫组化染色阳性(C.×200)。

图 1-3　超声引导下肝脏结节穿刺

量结缔组织，未见明显的小动脉伴行，细胆管增生（图 1-3C），肝细胞癌相关标志物 GPC3、AFP、P53 染色阴性，HBsAg 阳性。病理诊断为非活动性慢性 HBV 感染，肝内局灶性结节性增生，门脉右支扩张、异常分布，符合肝内动门脉瘘，门静脉 – 下腔静脉分流。

【诊断及诊断依据】

诊断：肝脏局灶性结节性增生；动门脉瘘；门静脉 – 下腔静脉分流；病毒性肝炎（乙型、慢性、轻度）。

诊断依据：患儿乙肝病毒标志物携带多年，定期复查肝功能正常，体检腹部超声提示肝脏多发占位，进一步完善腹部增强 CT 及增强核磁检查，其影像学特点符合局灶性结节性增生（focal nodular hyperplasia，FNH），并经肝穿刺病理证实，故考虑上述诊断。

【治疗及随访】

明确诊断后患儿出院暂观察，6 个月及 1 年后于外院复查腹部 CT，无变化，继续观察。5 年后于我院门诊复查，肝脏占位有所缩小。

病例分析

【诊断要点】

该病例为青少年男性，明确肝病史多年，既往体检未发现肝脏占位，此次超声及腹部核磁均提示肝脏实性占位，核磁动脉期见强化，故考虑肝癌不除外。腹部 CT 进一步发现肝脏占

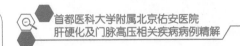

位影像学表现与肝癌不同，同时肝内存在血管变异，即动门脉瘘及门静脉–下腔静脉分流。FNH 的形成与肝内的血管畸形有着密切的关系。当动门脉分流、门脉阻塞、肝静脉阻塞等导致肝脏高灌注的血管异常存在时，可刺激肝细胞反应性增生，形成局部增生结节，而在门体静脉分流、肝动脉阻塞等导致肝脏高灌注的血管异常因素作用下，肝细胞出现萎缩，肝组织进一步代偿性增生，也导致局部结节形成。该病例的肝内血管异常成为其肝脏病灶出现的病理基础。

【FNH 的病因及发病机制】

一般认为，肝脏 FNH 并非真正肿瘤，而是肝细胞对肝脏血液循环异常的一种局部增生性反应，其病理特征为病灶中央有星形瘢痕伴放射状纤维分隔，将病变分为大小不等的小叶，镜下可见结节由增生的肝细胞组成，肝细胞周围纤维组织增生，结节内含有未成对小动脉、门静脉缺乏或畸形。较多的报道显示 FNH 患者 CT、MRI 为富血管的低密度病灶。

FNH 病因及发病机制不清楚，但存在诱发因素和病因。小儿、成人肝脏 FNH 原因可能有差异。动物实验及临床发现，排卵抑制剂（避孕药）可引起肝组织病理性结节性增生，说明 FNH 的发生可能与性激素代谢有关。另一观点认为 FNH 的发生可能与炎症、创伤、外科手术等引起的肝脏血管分流有关。

【FNH 的临床表现】

FNH 无特异性临床症状，多数患者无自觉症状，常在体检或腹部超声检查时意外发现。如肿块较大可出现上腹痛、腹胀等不适。病灶发展极为缓慢，亦有少数病灶自行缩小甚至消

笔记

失。极少病例有结节破裂出血。

【FNH 的影像学特点】

FNH 病灶常为单发，直径小于 5 cm，一般分为经典型
（80%）和非经典型（20%）两型。经典型常为孤立性结节，
具有典型影像学和病理表现。非经典型可分为 3 个亚型，即毛
细胆管型、混合性增生型、腺瘤样型。本型影像学表现不具
特征性，常继发病灶内出血、脂肪变及坏死等不典型表现。
CT 平扫病灶多表现为稍低或等密度影，少有钙化，中央可见
更低密度瘢痕；增强扫描动脉期病灶呈明显强化，部分见低密
度辐射状纤维分隔，而在门脉期病灶呈等高或略高密度，延迟
期病灶呈等低或略低密度；中央瘢痕在动脉期及门脉期未见明
显强化，而在延迟期强化。MRI 检查包括 T_1WI、T_2WI 平扫和
Gd-DTPA 动态增强扫描，能更好显示 FNH 的病变特性。文献
报道 FNH 的典型 MRI 表现是 T_1WI 呈等、低信号，瘢痕为更
低信号；T_2WI 病灶呈等、高信号，瘢痕为更高信号。病灶呈
等 T_1、等 T_2 信号的病理基础为 FNH 结节内肝细胞排列相对紧
密，纤维间隔较窄，未见细胞异型性。动态增强扫描显示动脉
期病灶明显强化，瘢痕无明显强化；门脉及延迟期病灶呈等、
略高信号，瘢痕逐渐强化。

【诊断体会】

由于 FNH 的密度类似于肝组织密度，同时病灶的病理成
分差异可使其影像学表现多样，而 CT 和 MRI 的平扫及增强扫
描检查，可对 FNH 的形态、位置、大小及血供特点等影像特
征进行描述，可提高 FNH 的诊断率及与其他肝脏肿瘤特别是

富血供肿瘤的鉴别诊断能力。对于影像特征不典型的病例，肝脏穿刺病理仍是诊断 FNH 的金标准。该病例有明确垂直传播感染的乙肝携带情况，出现肝脏占位，需与原发性肝癌鉴别。故可完善多种影像学检查，综合其特点，做出诊断，必要时考虑肝穿刺病理检查。

病例点评

　　该病例为 11 岁患儿，有明确 HBV 感染史及乙肝家族史，超声提示 2 ～ 3 cm 低回声病灶，增强 CT 及 MRI 发现肝脏多发富血供低密度病灶是肝癌的影像学特征，但是也有较多报道显示 FNH 患者 CT、MRI 为富血管的低密度病灶。因其肝组织 GPC3、AFP、P53 染色均阴性，排除了肝细胞癌。本例患儿在 HBV 慢性感染基础上发现 FNH，目前尚未发现 FNH 的发生与 HBV 感染有关。对于 FNH 的治疗，一般认为，FNH 很少发生癌变，故对诊断明确而瘤体较小、无症状的 FNH 患者，可严密随访观察；而当肿瘤较大，局部有疼痛不适症状，在日常生活中可能引起破裂出血者，不能除外恶性肿瘤时，手术切除是有效的首选治疗。对于小儿 HBV 感染合并 FNH，需进行长期随诊。

（吴燕京）

参考文献

[1] IKEDA A，KITA R，NASU A，et al. Idiopathic portal hypertension with multiple hepatic hyperplastic nodules supplied by portal vein[J]. Ann Hepatol, 2012, 11（4）：

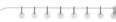

572-573.

[2] TOWBIN A J，LUO G G，YIN H，et al. Focal nodular hyperplasia in children，
adolescent and young adults[J]. Pediatric Radiology，2011，41（3）：341-349.

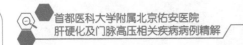

病例 2　肝弥漫性海绵状血管瘤

病历摘要

【基本信息】

患者，男，36 岁，主因"腹胀、腹部不适 20 天"于 2014 年 2 月 14 日收住入院。

现病史：患者于入院 20 天前无明显诱因出现中度腹胀，腹部不适，无发热及腹痛。于当地医院住院，检查肝功能异常（具体不详），腹部超声示脂肪肝、肝占位，其后行肝脏穿刺活检病理回报为急性肝炎表现。住院期间腹胀及腹部不适症状未见缓解。

既往史：否认慢性肝病史，否认饮酒史，否认家族性遗传性疾病史。6 年前曾行右踝骨骨折切开复位手术。吸烟 20 年，每日 20 支左右，平时偶尔饮酒。

【体格检查】

体温 36.5 ℃，血压 110/70 mmHg，心率 76 次 / 分，呼吸 18 次 / 分，神志清楚，精神一般，肝掌（－），蜘蛛痣（－），全身浅表淋巴结未触及肿大，面色晦暗，皮肤、巩膜无黄染，双肺呼吸音清，未闻及干、湿性啰音，心律齐，未闻及杂音，腹平坦，无压痛、反跳痛，肝肋下 18 cm 可触及，质韧，无触痛，脾肋下 5 cm 可触及，质韧，无触痛，Murphy's 征（－），移动性浊音（－），双下肢无水肿，神经系统检查未见异常。

笔记

【辅助检查】

血常规：WBC 5.42×10^9/L，PLT 375×10^9/L，HGB 92 g/L。

肝功能及生化：ALT 59.7 U/L，AST 50.2 U/L，TBIL 30.9 μmol/L，DBIL/TBIL 0.4，ALB 36.4 g/L，GGT 438.4 U/L，ALP 262.2 U/L，CHE 5243 U/L。

凝血项：PTA 81%。

腹部 B 超：脂肪肝，脾厚，门静脉、脾静脉增宽，肝内多发低回声结节，脾内多发稍高回声结节，胆囊息肉样病变（多发），未探及腹腔积液。

腹部 CT（图 2-1）：肝表面欠光整，肝脏明显增大，肝及脾周围可见少量液性密度带。平扫肝实质密度不均匀，CT 值约 42 Hu。增强扫描动脉期肝脏强化欠均匀，静脉及延迟期肝内可见弥漫分布的多发类圆形低密度灶，边界欠清，最大直径约 16 mm，部分病灶内可见结节状强化。肝内外门脉显影良好，门静脉主干直径约 14 mm。食管下段、胃底周围可见轻度迂曲扩张的血管影。脾脏不大，脾内可见大小不等的多发类圆形低密度灶，最大约 40 mm × 34 mm。增强扫描动脉期病灶边缘可见强化，静脉期造影剂进一步向中心填充，延迟期病灶强化仍欠均匀。脾静脉直径约 10 mm。检查所见：①肝内多发异常密度灶，恶性不除外，建议 MRI 检查；②脾脏内多发血管瘤可能；③肝硬化，少量腹腔积液，侧支循环形成；④胆囊炎。

肝脏 MRI：肝脏明显增大，表面欠光整，各叶比例失调，肝脾周围可见条状液体信号带，肝实质内可见多发 T_1WI 稍低信号、T_2WI 稍高信号，境界清晰，较大者直径 13 mm，增强

笔记

扫描未见明显强化，平衡期呈低信号，部分结节呈高信号，余实质内未见明显异常信号。静脉注射 Gd-BOPTA 增强扫描：动脉期肝脏可见网格状强化。肝内胆管及胆总管未见明显扩张。肝内外门脉显影良好，门脉主干宽约 13 mm。脾约 4 个肋单元，其内可见多发类圆形 T_1WI 等信号、T_2WI 稍高信号，较大约 39 mm×35 mm，增强扫描可见造影剂逐渐填充，脾静脉宽约 9 mm。检查所见：①肝脏弥漫性病变，结合病例考虑肝脏血管瘤病可能性大；②脾脏多发血管瘤可能；③腹腔积液；④胆囊炎。

外院行 PET-CT 检查结果回报：肝脏弥漫性血管瘤，脾血管瘤。

外院肝穿刺组织本院病理读片：弥漫性海绵状肝血管瘤，脾血管瘤。

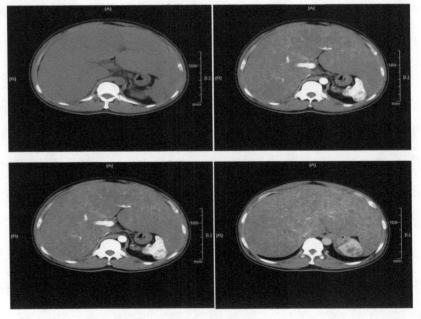

图 2-1　腹部 CT

【诊断及诊断依据】

诊断：弥漫性海绵状肝血管瘤；脾血管瘤；脂肪肝。

诊断依据：患者为青年男性，既往否认慢性肝病史，否认饮酒史，否认家族性遗传性疾病史。主因腹胀、腹部不适入院，无发热及腹痛，入院体格检查示肝脾大，查肝功能轻度异常，腹部 B 超及 CT 均提示肝脾占位性病变，肝脏核磁共振考虑肝脏血管瘤可能性大。患者于外院有肝穿刺病理切片，我院病理科读片结果：弥漫性海绵状肝血管瘤，脾血管瘤。

【治疗经过】

此病为良性增生性疾病，请本院外科会诊，会诊意见：因肝脏血管瘤为弥漫性海绵状，目前无手术切除指征，建议肝移植治疗。患者及其家属表示拒绝接受肝移植。其后自动出院。

病例分析

【诊断要点】

该患者为青年男性，以腹胀及腹部不适为主要症状起病，不伴发热及腹痛等。腹部影像学提示肝占位，但未能明确病变性质，而当地医院病理检查未做出确定诊断。患者腹胀症状逐渐加重转来我院进一步诊治，入院后即完善常规生化肿瘤标志物等检查，其结果无明显特异性改变，而腹部增强 CT 可见肝脏明显增大，整个肝脏可见弥漫分布的低密度灶，部分病灶内见强化。门静脉主干增宽，食管下段及胃底可见静脉曲张。脾脏内可见与肝脏类似的表现。因其病变范围广泛，且有强化表现，故考虑肝脏恶性占位可能，但其强化特点又不符合典型的肝癌影像学表现。同时，患者的肿瘤标志物检测未见明显升高。进一步行腹部核磁检查提示，肝内病变表现为动脉期的网格状强化，考虑肝脏血管瘤可能。其外院肝穿刺病理切片在我院重新阅片，亦考虑为弥漫性海绵状肝血管瘤，故诊断基本明确。

【肝脏海绵状血管瘤的临床特点】

肝脏海绵状血管瘤是肝脏最常见的良性占位性病变之一，据研究报道，其在普通人群中发病率为 3% ～ 20%，是成人常见的肝脏"肿瘤"，尤其多见于女性，且随着现代成像技术的发展和应用，该病的确诊率也有所增加。大多数患者无临床症状。肝脏海绵状血管瘤从胚胎发生学和组织病理学上均已确认其并非肿瘤，而是源自肝脏血窦胚胎发育障碍所致的先天性肝内微动脉的血管畸形性病变。上述组织学基础决定了其影像学特点。

【肝脏海绵状血管瘤的诊断】

目前对肝血管瘤检出率最高的检查方法为 B 超，其次为肝脏 CT 及 MRI 扫描。大多数病例可通过增强 CT 及 MRI 确诊。诊断的要点是：①CT 平扫可见圆形或类圆形的低密度影，核磁则为圆形或类圆形的长 T_1、长 T_2 信号；②增强后见"快进慢出（早出晚归）"的表现，典型的增强 CT 表现为动脉相呈结节状环形强化，门静脉期呈向心性强化，实质期呈整体强化，延迟相呈轻微消退或无消退。对于不典型的病例，影像学检查仍不能确诊，肝穿刺病理活检为诊断的"金标准"。所以，对于不明原因肝占位，在无禁忌证的情况下，应行肝穿刺活检。

【肝脏海绵状血管瘤的治疗】

肝脏海绵状血管瘤为先天性、良性肿瘤，多数有自限性，亦无明显临床症状，恶变及自发破裂可能性极小，同时可以发生自行纤维化萎缩，尤其是中年以后，这也是肝脏海绵状血管瘤治疗原则上一般不用手术治疗的原因。成人海绵状血管瘤至今无有效治疗药物，因此只要诊断可靠，对体积小、无明显症状者，不需治疗，定期随访即可。体积巨大或随访中发现不断增大而引起明显临床症状，甚至影响肝功能或引起凝血功能障碍者则需积极治疗。

治疗方法分为手术治疗及非手术治疗。根据肿瘤的大小、位置、生长速度及患者的身体情况而定。

（1）手术切除适应证：①有明显的临床症状，影响生活；②巨大海绵状血管瘤；③不能除外恶性者；④生长速度快，明显增大的血管瘤；⑤破裂出血者；⑥年龄 40 岁以下，血管瘤直径＞5 cm，有继续增大可能者。

（2）非手术治疗：①介入栓塞治疗，有症状，破裂出血，而无法手术切除者；②放射治疗，可控制肿瘤进一步增大。

病例点评

肝脏海绵状血管瘤（hepatic cavernous hemangioma，CHL）是肝脏最常见的临床疾病之一，肝血管瘤正常人群的发病率

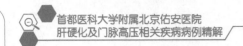

为 0.5% ～ 0.7%，组织学上分为硬化型血管瘤、血管内皮细胞瘤、毛细血管瘤和海绵状血管瘤四型，其中以海绵状血管瘤最多见。随着影像诊断技术的进步，发现肝海绵状瘤病例数日渐增多，可发生于任何年龄，但以 30 ～ 50 岁居多，女性多于男性。当瘤体直径发展至＞ 4 cm 时，可牵拉肝包膜或压迫胃肠道等邻近组织器官而出现上腹隐痛、餐后饱胀、恶心呕吐等症状。肝血管瘤多在肝外包膜下自发生长，并有自发或创伤性破裂出血的可能，一旦破裂，病死率达 70% 以上，因此文献中一般将直径＞ 4 cm 的血管瘤称为巨大血管瘤。

一般认为肝血管瘤发展缓慢，预后良好，对于无症状者大都不需治疗，但对于有明显临床症状、生长迅速、肝血管瘤直径＞ 5 cm 或不能排除肝癌者应进行治疗。肝血管瘤的治疗方法较多，包括手术治疗、介入治疗、放射治疗等，方法的选择应根据肿瘤的大小、部位、患者的肝功能及全身情况而定。

此患者的血管瘤经腹部 MRI、PET-CT 及肝穿刺病理结果证实为占据全肝的海绵状血管瘤。此种血管瘤临床极为罕见，国内外的文献报道几乎均为个案。国内有文献报道 1 例肝脏弥漫性囊状海绵状血管瘤合并 K-M 综合征，此综合征是由 Kasabach 和 Merritt 在 1940 年首次报道了 1 例新生儿迅速增大的皮肤血管瘤伴发血小板减少性紫癜的病例，临床上将这类因血管瘤引起血小板减少及全身紫癜的综合征命名为 Kasabach-Merritt 综合征（K-M 综合征或血管瘤 – 血小板减少综合征），而因肝脏的血管瘤引起血小板减少更是少见。

对于占据全肝的海绵状血管瘤，唯一有效的治疗手段是肝脏移植。国内王连江报道了 6 例肝脏良性肿瘤接受了肝移植治疗，其中 1 例为肝脏巨大海绵状血管瘤，大小为 30 cm×20 cm。国外 Giorgio Ercolani 综述中介绍，截至文章发表，英文文献报道的接受肝移植治疗的血管瘤患者共 12 例，几乎均为巨大血管瘤合并有 K-M 综合征。

本例患者在明确诊断后，经外科会诊，考虑肿瘤弥漫性生长，体积及范围较大，无介入及切除指征，目前有明显的压迫症状，建议肝移植治疗，但患者拒绝并自动出院。

（熊　峰　吴燕京　张世斌）

参考文献

[1] SCHWARTZ S L，HUSSER W C. Cavemous hemangioma of the liver[J]. Ann Surg，1987，20（5）：456-465.

[2] KUO P C，LEWIS M D，JENKINS R L，et al .Treatment of giant hemangiomas of the liver by enucleation[J]. J Am Coll Surg，1994，178（1）：49-53.

[3] GILON D，STATER P E，BENBASSAT J. Can decision analysis help in the management of giant hemangioma of the liver?[J]. J Clin Gastroenterol，1991，13（2）：255-258.

[4] 刘军，罗云 . 肝脏弥漫性囊状海绵状血管瘤合并 K-M 综合征 1 例 [J]. 中华肝脏病杂志，2014，22（6）：466-467.

[5] 王连江，张雅敏，邓永林，等 . 肝移植治疗肝脏良性肿瘤六例临床分析 [J]. 中华医学杂志，2016，96（26）：2091-2093.

[6] ERCOLANI G，GRAZI G L，PINNA A D. Liver transplantation for benign hepatic tumors：a systematic review[J]. Dig Surg，2010，27（1）：68-75.

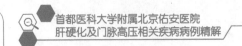

病例 3　急性药物性肝炎伴嗜酸性粒细胞增多和系统症状的药疹

📋 病历摘要

【基本信息】

患者，男，37 岁，主因"尿黄，伴乏力、食欲减退 2 周"于 2019 年 4 月 26 日入院。

现病史：患者于 2 周前饮酒后自觉上腹部不适，自服"三黄片"约 10 片，次日出现尿黄，并有食欲减退与乏力，于当地医院住院就诊，完善相关检查后诊断为"急性酒精性肝炎"，予以保肝及退黄等常规治疗，患者症状未见好转，血胆红素水平渐升高，于 2019 年 4 月 26 日入住我院。

既往史：偶有饮酒，高血压病史 10 年，未长期用药，7 年前有脑出血病史，具体不详，无后遗症。

【体格检查】

体温 36.5 ℃，血压 16/10 kPa，心率 80 次 / 分，呼吸 20 次 / 分，神志清，精神可，肝掌（−），蜘蛛痣（−），全身浅表淋巴结未触及肿大，面色晦暗，全身皮肤及巩膜重度黄染，双肺呼吸音清，未闻及干、湿性啰音，心律齐，未闻及杂音，腹软，无压痛及反跳痛，肝脾肋下未触及，移动性浊音（−），双下肢无水肿，神经系统检查未见异常。

笔记

【辅助检查】

血常规：WBC $4.86 \times 10^9/L$，PLT $229 \times 10^9/L$，HGB 169 g/L。

肝功能：ALT 92.9 U/L，AST 57.7 U/L，TBIL 403.4 μmol/L，DBIL 313.8 μmol/L，ALB 41.3 g/L，GGT 189 U/L，ALP 125 U/L。

嗜肝病毒（甲、乙、丙、戊型）血清标志物检查均（−）。

腹部 B 超：肝内外胆管扩张，胆总管结石（？），胆囊结石（多发），胆囊肿大。

上腹部 CT 三维成像：①胆道低位梗阻，壶腹部多发结石可能，建议行内窥镜逆行胰胆管造影（endoscopic retrograde cholangio-pancreatography，ERCP）除外其他疾病；②胆囊结石。

【入院诊断及诊断依据】

入院诊断：胆总管结石；梗阻性黄疸；急性药物性肝炎；胆囊结石；高血压 3 级（高危）；陈旧性脑出血。

诊断依据：患者高血压病史 10 年，7 年前有脑出血病史，无后遗症。此次急性起病，起病前有口服可能损伤肝脏药物史，发病以黄疸为主要表现，查体可见全身皮肤及巩膜重度黄染，查肝功能血清胆红素明显升高，以直接胆红素为主，腹部 B 超示肝内外胆管扩张，胆总管结石可疑，胆囊结石。上腹部 CT 三维成像示胆道低位梗阻，壶腹部多发结石可能，胆囊结石。

【诊治经过】

根据患者体温、皮疹等情况，将诊治过程分为两个阶段。

（1）入院后予以常规保肝、退黄等治疗，患者血胆红素继续上升，2019 年 5 月 7 日查 TBIL 563.9 μmol/L。2019 年 5 月

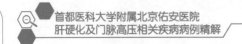

10 日行逆行胰胆管造影术，术中置入胆管支架一枚，并行内镜鼻胆管引流（endoscopic nose-biliary drainage，ENBD），术后出现一过性高胆红素血症，自行降至正常，术后 ENBD 引流通畅，每日引流胆汁 400～600 mL，胆汁性状正常。复查血胆红素较前明显下降。2019 年 5 月 14 日晚间患者腹部出现少量荨麻疹样改变，自备倍氯米松乳膏涂抹后好转，2019 年 5 月 15 日上午出现发热，最高体温 39 ℃，轻微畏寒，前胸及后背出现散在新发皮疹，为斑丘疹样，伴瘙痒，考虑胆系感染可能性大，予以头孢噻肟抗感染治疗，并请皮肤科会诊，会诊意见：药物性皮疹。即刻停用可疑药物，给予钙剂、维生素 C 等抗过敏治疗，局部使用卤米松乳膏及炉甘石洗剂。2019 年 5 月 15 日上午出现高热，体温最高 40 ℃，伴有寒战，精神不振，血压下降最低至 11.2/6.1 kPa，考虑感染性休克可能性大，停用头孢噻肟，予以亚胺培南西司他丁及利奈唑胺联合抗感染治疗，同时予以输液扩容，患者血压仍未能维持正常，予以多巴胺持续泵入维持正常血压。其后患者体温逐渐下降至正常，2019 年 5 月 20 日停止多巴胺泵入，患者血压正常，尿量尚可。期间患者皮疹此起彼伏，未见好转，有渐加重倾向，表现为从躯干扩散到四肢，面部出现轻微水肿，再次请皮肤科会诊，意见为药物性皮疹。2019 年 5 月 18 日尿潜血（+++）。

治疗过程中多次抽血化验异常，表现为白细胞总数异常，嗜酸性粒细胞计数异常，以及肾小球滤过率的改变，如表 3-1 所示。

表 3-1　化验异常指标（一）

项目	日　期				
	4月28日	5月15日	5月17日	5月18日	5月21日
WBC（×10⁹/L）	4.86	6.78	6.49	6.97	16.66
EOS（%）	6.8	12.4	19.4	28.1	27.4
eGFR [mL/（min·1.73 m²）]	86.88	35.38	56.38	71.62	75.24

（2）患者于 2019 年 5 月 23 日双侧前臂再次出现新发皮疹，为斑丘疹，局部皮肤肿胀，皮温稍高，伴瘙痒，当日下午予以地塞米松 5 mg 静注，患者皮疹未见消退，当日晚间双下肢新发皮疹，为出血疹，融合成片，2019 年 5 月 24 日下午院内会诊，本院感染科及重症肝病科会诊意见：药物超敏综合征（drug-induced hypersensitivity syndrome，DIHS），又称急性药物性肝炎伴嗜酸性粒细胞增多和系统症状的药疹（drug reaction with eosinophilia and systemic symptoms，DRESS）。治疗上停用抗生素，予以甲泼尼龙 120 mg 静脉点滴，每日 1 次，其后皮疹逐渐消退，至 2018 年 5 月 28 日皮疹基本消退完毕，患者体温正常，生命体征平稳，精神及食欲好转。2019 年 5 月 27 日复查尿常规正常。（表 3-2，图 3-1）

表 3-2　化验异常指标（二）

项目	日　期				
	5月23日	5月24日	5月25日	5月26日	5月28日
WBC（×10⁹/L）	34.69	31.62	19.01	12.16	5.31
EOS（%）	27.5	33.6	18.6	9.7	4.3
eGFR[ml/（min·1.73 m²）]	34.73	47.09	69.52	91.48	97.61

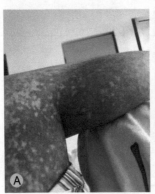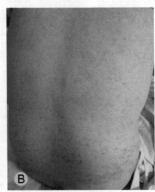

图 3-1　皮疹治疗前后

【最终诊断及诊断依据】

最终诊断：药物超敏综合征；胆总管结石；梗阻性黄疸；胆囊结石；高血压 3 级（高危）；陈旧性脑出血。

诊断依据：患者发病前有药物使用史，以皮疹为首发表现，常规抗过敏治疗效果欠佳，病程中有皮疹加重倾向，合并肾脏损伤，查血示嗜酸性粒细胞异常升高，并且与皮疹发作时间有正相关关系，使用激素治疗后症状迅速缓解，皮疹减退、消失，嗜酸性粒细胞比例逐渐下降至正常，故考虑此诊断。其他诊断之依据同前，不再赘述。

病例分析

患者为青壮年男性，既往无慢性肝病史，发病前有服药史，病初主要为肝功能异常，表现为血胆红素异常升高，于当地医院诊治，排除病毒、自身免疫性肝病等疾病，诊断为急性药物性肝炎。予以常规保肝、退黄药物治疗疗效欠佳，其后入住我院，腹部影像学检查发现胆总管下段结石、肝内外胆管扩张及严重高胆红素血症，及时予以逆行胰胆管造影，行胆管支架置入与鼻胆管引流，目的是解除梗阻，保持胆管通畅，术后复查血胆红素明显下降，表明引流效果良好。其后病情变化，出现高热、血压下降，由于患者有胆道梗阻存在，考虑感染性休克，予以补液扩容、强效广谱抗生素治疗，并且予以血管活性药物维持血压，其后患者体温正常，无药物维持下血压正常，休克纠正。几乎与此同时，患者出现皮疹，为多形性斑丘疹，伴瘙痒，广泛分布，皮肤科会诊考虑药物性皮疹，予以静脉使用钙剂、外用卤米松乳膏等常规抗过敏治疗，效果欠佳。2019 年 5 月 23 日下午，考虑到感染已得到控制，临时使用地塞米松 5 mg 静脉注射，患者当日晚间皮疹加重，双下肢出现新发皮疹，性状较前明显不同，为出血疹，融合成片，同期查血白细胞总数及嗜酸性粒细胞异常升高，并出现一过性肾小球滤过率明显下降。结合以上情况，诊断药物超敏综合征，又称急性药物性肝炎伴嗜酸性粒细胞增多和系统症状的药疹。

DRESS 是一种具有潜在致死性的罕见疾病，发病率 1/10 000 ～ 1/1000，可出现皮疹、发热、血液异常及内脏损伤表现。就皮疹与发热而言，与普通药物性皮疹毫无二致，DRESS 与普通药物过敏的区别在于系统受累表现，如血液系统与内脏受损。该患者有肝功能损伤、肾小球滤过率明显下降、白细胞总数明显升高，虽然患者入院诊断就考虑急性药物性肝炎可以有肝功能损伤，但疾病过程中出现感染性休克、肾小球滤过率明显下降及白细胞总数明显升高，因而给诊断带来干扰。

DRESS 治疗以系统性使用皮质类固醇为主，皮质类固醇

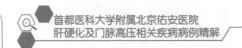

的初始剂量为每日静脉点滴 1.0 ～ 1.5 mg/kg 泼尼松龙或其他
等效药物。该患者使用甲泼尼龙 120 mg 静脉点滴每日 1 次，
疗效良好，皮疹迅速消退，外周血白细胞及嗜酸性粒细胞快速
下降至正常范围，病情得到有效控制。

病例点评

　　药物超敏反应综合征，又称急性药物性肝炎伴嗜酸性粒细
胞增多和系统症状的药疹，是一种少见且可危及生命的药物不
良反应，其特征是潜伏期较长，伴皮疹、血液系统异常和内脏
损伤。该病的确切发病率不详（其中抗癫痫药物及磺胺类药
物引起 DIHS 概率约为 1/10 000），致死率可达 10%。临床上具
有药物过敏和病毒感染的复合特征，呈多样化表现，易误诊
误治。

　　DIHS 的发病机制尚未完全阐明，一般认为是由 CD8$^+$T 细
胞介导、针对药物及其活性代谢物的迟发性超敏反应。发病机
制除涉及药物代谢过程中的相关酶缺陷外，还涉及药物的理化
特性、遗传易感性、影响药物代谢或排泄的基础疾病、机体免
疫状态、潜伏感染病毒的再激活等因素，但这些因素如何相互
作用导致疾病发生，目前尚不清楚。

　　可引起 DIHS 的常见致敏药物包括抗癫痫药物（如卡马西
平、苯巴比妥、苯妥英钠、拉莫三嗪）、抗生素（如 β 内酰胺
类、磺胺类、抗结核病药、四环素、氨苯砜、米诺环素）、阿
巴卡韦、奈韦拉平、解热镇痛药（如布洛芬）、别嘌醇和柳氮
磺吡啶等。不同药物诱发的 DIHS 在临床特征上有一定区别。

鉴于 DIHS 临床表现的多样性和复杂性，根据中国人群的临床特征和国内外诊断现状，"药物超敏反应综合征诊治专家共识"制定组专家建议：如果患者出现以下临床表现或实验室指标异常，应考虑 DIHS 的可能。①迟发性皮疹：从服药到皮疹出现时间 > 3 周。②淋巴结肿大：≥ 2 个部位的淋巴结肿大。③发热：体温 > 38 ℃。④内脏损伤：ALT 为正常值 2 倍以上、间质性肾炎、间质性肺炎或心肌炎。⑤血液学异常：白细胞升高或降低，嗜酸性粒细胞 ≥ 1.5×10^9/L 或不典型淋巴细胞 > 5%。⑥复发病程：尽管停用诱发药物并给予治疗，疾病仍出现病情复发或加重。符合以上 5 条可确诊 DIHS。

　　治疗以应用糖皮质激素为主要治疗手段，近年来更多的研究支持早期使用中等剂量糖皮质激素可显著改善临床症状。可口服 1.0 mg/（kg•d）[儿童口服 1.5 mg/（kg•d）] 泼尼松或同等剂量其他糖皮质激素，若症状无改善或出现加重，可考虑静脉给予 0.5 ～ 1.0 g/（kg•d）[儿童给予 20 mg/（kg•d）] 甲泼尼龙冲击治疗 3 天。临床和实验室指标稳定后开始逐渐减量，疗程需适当延长至数周甚至数月，以减少疾病的反复。需要注意的是，少部分患者使用糖皮质激素后可能会导致病毒（HHV6 或巨细胞病毒）的再激活，进而加重病情。

　　DIHS 的临床变异较大，治疗应注意个体化原则，治疗方案应根据内脏器官受累的严重程度选择。首先应停用致敏药物，轻中症患者可给予外用糖皮质激素、支持治疗和必要的系统治疗；情况严重时（转氨酶大于 5 倍正常值、肾脏受累、肺炎、嗜血现象和心脏受累）可给予相当于 1 mg/（kg•d）

糖皮质激素；若出现危及生命的现象，如伴有骨髓衰竭的嗜血细胞综合征、脑炎、重症肝炎、肾衰竭和呼吸功能衰竭等，可给予糖皮质激素和静脉注射免疫球蛋白（intravenous immunoglobulin，IVIG）联用，并邀请多学科专家会诊。如果证实重症患者有相关病毒的再激活，可在糖皮质激素和 IVIG 治疗的基础上联合抗病毒药物（如更昔洛韦）。

（熊　峰　张世斌）

参考文献

[1] 中国医师协会皮肤科医师分会变态反应性疾病专业委员会 . 药物超敏反应综合征诊治专家共识 [J]. 中华皮肤科杂志，2018，51（11）：787-790.

病例 4　肝小静脉闭塞症

病历摘要

【基本信息】

患者，男，70 岁，退休人员，主因"腹胀伴双下肢浮肿 2 周余"入院。

现病史：患者于 2 周前无明显诱因出现腹胀，不伴消瘦、发热、腹痛等不适，于外院住院治疗，肝功能提示 ALT 69 U/L，AST 157 U/L，TBIL 55 μmol/L，GGT 220 U/L，ALB 29.7 g/L，腹部 CT 提示中量腹腔积液，胃镜提示胃、十二指肠溃疡，食管静脉曲张中度，给予补充白蛋白、利尿等治疗，效果欠佳，自觉腹胀无明显改善，为进一步诊治于 2018 年 12 月 24 日收住入院。

既往史：患者自 2016 年 11 月于当地药店购买土三七泡酒，每日饮用 2 两左右，持续约 4 个月，期间未有明显不适。2018 年 10 月起再次饮用土三七泡制药酒，每日饮用 2 两左右，饮用至 2018 年 12 月初因出现腹胀停饮药酒。高血压病史 20 年余，规律用药，曾口服尼莫地平降压，1 个月前自行停用，监测血压正常。否认其他系统疾病史。否认吸烟史。饮酒史 10 年，平均 2 两 / 次，7 次 / 周，戒酒 2 周余。否认家族史及遗传性疾病史。

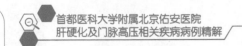
【体格检查】

神志清，精神可，皮肤、巩膜黄染，未见淤点、淤斑，腹部平软，无压痛及反跳痛，肝脾未触及，Murphy's 征（－），移动性浊音（＋），腹腔积液（中量），双下肢轻度水肿，神经系统（－）。

【辅助检查】

血常规：WBC 6.13×10^9/L，HGB 153 g/L，PLT 84×10^9/L，N% 62.3%。

尿、便常规正常。

肝功能：ALT 17.6 U/L，AST 47.7 U/L，TBIL 113 μmol/L，DBIL 62.8 μmol/L，ALB 26 g/L，GGT 114.8 U/L，ALP 122 U/L，CHE 2423 U/L。

生化：BUN 3.84 mmol/L，Cr 81.9 μmol/L，钾 3.34 mmol/L，钠 137.6 mmol/L，氯 102 mmol/L。

凝血功能：PT 17.2 s，PTA 52%。

免疫功能：ANA 1：100（核颗粒型），AMA（－），SMA（－），LKM（－），LSP（－），M2（－）。

免疫球蛋白：IgG 22 g/L，IgA 3.81 g/L。

肿瘤标志物：AFP 2.23 ng/mL，CEA 4.37 ng/mL，CA19-9 20.64 U/mL，CA15-3 15.13 U/mL，CA12-5 45 U/mL，CA72-4 0.88 U/mL。

胸片：未见明显异常。

腹部 B 超：弥漫性肝病表现；胆囊壁毛糙增厚，胆囊息肉样病变，腹腔积液（中量）。

腹部增强 CT：肝小静脉闭塞症可能，请结合临床；副脾，食管静脉曲张，腹腔积液（少—中量）；胆囊炎。

完善经颈静脉肝脏压力梯度检测 HVPG 为 29 mmHg。

电子胃镜：食管静脉曲张。

肝穿刺活检病理：（镜下可见）小叶结构尚可辨，Ⅲ带及Ⅱ带肝窦明显扩张，肝板萎缩、肝细胞消失，有的中央静脉不清，有的内皮增生至管壁增厚、管腔变小，局部中央静脉周围肝细胞胆汁颗粒沉着，肝实质见少量糖原核肝细胞；汇管区炎症轻，有的门静脉管壁稍厚。（病理诊断）静脉回流障碍，肝小静脉闭塞。

【诊断及诊断依据】

诊断：肝小静脉闭塞症。

诊断分析：患者既往有长期土三七药酒服用史，临床表现以腹腔积液、黄疸为主，结合入院后影像学检查及实验室化验，排除了病毒性肝炎、布加综合征、肝静脉狭窄等其他原因引起的肝功能损伤和腹腔积液，同时排除结核、肿瘤、自身免疫相关疾病引起的腹腔积液，最终通过肝脏穿刺病理活检证实为肝小静脉闭塞症。

【诊治经过】

结合患者病史及入院后相关化验、腹部增强 CT、肝穿刺病理结果，均支持肝小静脉闭塞症诊断。入院后给予保肝、补充白蛋白、利尿对症支持治疗，并于 2019 年 1 月 3 日起给予低分子肝素钠抗凝治疗，治疗第 14 天停用低分子肝素钠，改用口服华法林 2.5 mg/d，3 天后复查凝血指标，发现凝血功能出现明显异常，INR 由使用前的 1.28 升至 7.6，考虑患者为华法林基因敏感人群，给予立即停用，每日维生素肌内注射，凝血功能恢复后继续低分子肝素钠抗凝治疗。治疗期间患者腹胀症状逐渐缓解，肝功能指标逐渐恢复正常。

【随访】

出院后患者继续低分子肝素钠抗凝治疗至今，腹腔积液控制稳定。2019 年 4 月 10 日门诊结果如下。血常规：WBC 5.7×10^9/L，HGB 120 g/L，PLT 109×10^9/L，N% 66.9%。肝功能：ALT 9.9 U/L，AST 38.7 U/L，TBIL 33 μmol/L，DBIL 21 μmol/L，ALB 36 g/L，GGT 314.8 U/L，ALP 208 U/L，CHE 3998 U/L。凝血功能：PT 15.4 s，PTA 63%。

病例分析

本例患者为老年男性，急性起病，主要表现为肝功能异常、腹腔积液及食管静脉曲张等门脉高压症。因此，诊断方向首先要考虑肝脏相关疾病，包括肝脏炎症性疾病、肝脏血管性疾病两大类。经询问病史，患者既往无明确慢性肝脏疾病史，故常见的引起慢性肝脏疾病的原因，如嗜肝病毒、酒精、自身免疫性肝病、药物及化学毒物等，需要首先检查予以明确。经过化验各种肝炎病毒、自身抗体及询问病史，排除了病毒性肝炎、自身免疫性肝病及药物性肝损伤可能。患者自诉近 2 年间有间断饮用"土三七"药酒情况，根据饮用时间及折合酒精含量，排除酒精性肝损伤可能。同时进行相关的肝脏影像学检查，B 超及 CT 平扫提示肝脏肿胀，弥漫性密度不均匀改变，CT 门静脉期肝脏呈不同程度斑片状强化和低灌注区表现，伴有腹腔积液。通过初步的检查结果，总结患者的病例特点有以下几点。①病史方面：发病前有"土三七"服用史。②临床表现：腹部胀痛，右上腹明显，黄疸、腹腔积液。③实验室检查：丙氨酸氨基转移酶、天冬氨酸氨基转移酶、碱性磷酸酶、谷氨酰转肽酶、总胆红素、直接胆红素不同程度升高。④影像学检查：有肝内小静脉阻塞相关表现。初步诊断指向肝小静脉闭塞症。因患者存在腹腔积液、食管静脉曲张等门脉高压表现，进一步进行肝静脉压力梯度（hepatic venous pressure gradient，HVPG）测定、经颈静脉肝活组织检查术（transjugular liver biopsy，TJLB）。测定 HVPG 为 29 mmHg，提示明确存在门静脉高压。肝组织病理结果符合肝小静脉闭塞症的表现。最终确定诊断为肝小静脉闭塞症。

肝窦阻塞综合征（hepatic sinusoidal obstruction syndrome，HSOS），又称肝小静脉闭塞症（hepatic veno-occlusive disease，HOVD），是由各种原因导致的肝血窦、肝小静脉和小叶间静脉内皮细胞水肿、坏死、脱落进而形成微血栓，引起肝内淤血、肝损伤和门静脉高压的一种肝脏血管性疾病，其基础病理生理改变为肝窦内皮细胞损伤致肝窦流出道阻塞。HSOS 发病原因尚未完全明确，可能与某些临床治疗（造血干细胞移植、放化疗）及食用含吡咯烷生物碱（pyrrolizidine alkaloids，PAs）成分的植物有关，含 PAs 的植物最常见的是"土三七"。引起该病的原因有多种，1920 年就有报道狗舌草中毒引起的肝窦充血和肝小叶中心区域的出血性坏死。1953 年首先被 Hill 等报道，后被 Bras 等命名为 HVOD，2002 年 Deleve 等建议更名为 HSOS，但未统一，近年文献上述两种名称均有使用。

国内因为中草药的广泛应用，HSOS 以 PAs 相关肝窦阻塞综合征（pyrrolidine alkaloid-related hepatic sinusoidal obstruction syndrome，PA-HSOS）为主，其中因服用土三七导致的占 50.0% ～ 88.6%。PA-HSOS 诊断标准为有明确服用含 PA 植物史，且符合以下 3 项。①腹胀和（或）肝区疼痛、肝大和腹腔积液。②血清总胆红素升高或其他肝功能异常。③典型的增强 CT 或 MRI 表现，其中 CT 表现：A. 肝脏弥漫性增大，平扫显示肝实质密度不均匀减低；B. 静脉期和平衡期肝实质呈特征性"地图状""花斑样"不均匀强化，门静脉周围出现的低密度水肿带称为"晕征"；C. 尾状叶、肝左外叶受累稍轻，肝静脉周围肝实质强化程度较高，呈现特征性"三叶草征"，肝静脉管腔狭窄或显示不清，下腔静脉肝段受压变细。MRI 表现：A. 平扫表现为肝脏体积增大和大量腹腔积液，肝脏信号不均，3 支肝静脉纤细或显示不清；B. T_2 加权成像（T_2WI）表现为片状高信号，呈"云絮状"；C. 动态增强扫描表现为动静脉期不均匀强化，呈"花斑状"，延迟期强化更明显。或通过病理确诊，同时排除其他已知病因所致的肝损伤。通过病理确诊需要有典型病理表现：肝腺泡Ⅲ区肝窦内皮细胞肿胀、损伤、脱落，肝窦显著扩张、充血。

PA-HVOD 治疗原则：该病目前尚无特效治疗，主要采取对症支持治疗为基础的内科综合治疗方案。疗效不佳的患者，如表现为门脉高压及顽固性腹腔积液为主者，可考虑经颈静脉肝内门体分流术（transjugular intrahepatic portosystemic shunt，TIPS）治疗。如表现为肝衰竭者，可考虑肝脏移植治疗。

病例点评

    HVOD 是一种少见的肝脏血管性疾病，西方国家的患者绝大多数发生在造血干细胞移植（hematopoietic stem cell transplantation，HSCT）后，与大剂量化学治疗药物预处理等因素有关。在我国，该病报道以服用含 PAs 的中草药导致损伤居多。因此，在临床上遇到没有慢性肝病史，而表现为腹胀、肝区疼痛、腹腔积液、黄疸、肝大等情况的患者，一定要详细询问中药应用史。一旦明确有服用如菊科的土三七、千里光，豆科的猪屎豆，紫草科的天芥菜等中药史，就要高度怀疑该病，需要进一步进行相关检查。在诊断方面，病理组织活检是诊断的金标准，但往往因为患者存在腹腔积液、凝血功能障碍等情况，常规肝脏穿刺检查受限，只有少数有条件开展 TJLB 的医院才能获得病理结果。所以多数情况下需要依据肝脏影像学检查进行诊断，此时该病需要与布加综合征（Budd-Chiarisyndrome，BCS），尤其是单纯的肝静脉阻塞型 BCS 进行鉴别。BCS 的影像学表现可见下腔静脉近心端和（或）肝静脉有狭窄或闭塞，常伴有尾状叶肿大、肝静脉间交通支形成、第三肝门开放等特征性表现。PA-HVOD 时，肝大压迫下腔静脉造成其狭窄，但肝静脉变细且不具备肝静脉间交通支是其与 BCS 的重要区别。治疗方面，该病缺乏特异性治疗，主要以内科药物为基础的综合治疗为主。糖皮质激素的有效性目

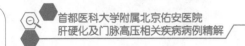

前尚有争议，国外报道在 HSCT-HVOD 中有一定效果，但在 PA-HVOD 的治疗中疗效不能确定。在急性期 / 亚急性期 PA-HVOD 患者排除禁忌证后应尽早给予抗凝治疗，可选择单用低分子肝素或酌情联用华法林，亦可序贯口服华法林。在慢性期应用抗凝药物的疗效还有待进一步研究。

（曾庆环　李　鹏）

参考文献

[1] 中华医学会消化病学分会肝胆疾病协作组．吡咯生物碱相关肝窦阻塞综合征诊断和治疗专家共识意见（2017 年，南京）[J]．临床肝胆病杂志，2017，33（9）：1627-1637.

[2] GUO Y，ZHANG S R，WEN L Z，et al. Clinical features of sinusoidal obstruction syndrome induced by pyrrolidine alkaloids in China[J]. J Clin Hepatol, 2018, 34（6）: 1277-1281.

[3] WANG Y，QIAO D，LI Y，et al. Risk factors for hepatic veno-occlusive disease caused by Gynura segetum: a retrospective study[J]. BMC Gastroenterol, 2018, 18（1）: 156.

[4] RICHARDSON P G，GRUPP S A，PAGLIUCA A，et al. Defibrotide for the treatment of hepatic veno-occlusive disease / sinusoidal obstruction syndrome with multiorgan failure[J]. Int J Hematol Oncol, 2017, 6（3）: 75-93.

笔记

病例5　原发性巨肝型淀粉样变性

病历摘要

【基本信息】

患者，女，41岁，因"间断牙龈出血2年，嗳气、腹胀1年半，腿肿2个月"于2015年9月15日收入院。

现病史：患者于2年前间断出现牙龈出血，当地查血常规未见明显异常，未重视。1年半前无明显诱因出现乏力，时有嗳气，轻度腹胀，纳差，进食量减少至正常食量的1/2，消瘦。至河北某医院就诊，B超检查发现肝脾大，乙肝表面抗原阴性，肝功能检查提示转氨酶升高（具体不详），再至北京某医院就诊，化验ALT 27.4 U/L，AST 47.7 U/L，TBIL 6.7 μmol/L，ALB 49 g/L，ALP 209.1 U/L，GGT 125.1 U/L，CHE 10413 U/L，CHO 9.66 mmol/L，TG 3.46 mmol/L，诊断为"肝功能异常原因待查，高脂血症"，给予阿昔莫司、水飞蓟宾葡甲胺片及复方甘草酸苷胶囊降脂、保肝治疗1个月，患者腹胀等症状无明显改善，开始在当地找私人中医诊治，服用中药（具体不详）治疗3个月，患者症状无明显改善，又至北京某医院就诊，行B超检查（2015-1-6）提示：①肝脏明显增大；②肝静脉轻度外压性狭窄、下腔静脉重度外压性狭窄。该院排除了布加综合征，行CT等相关检查后，未明确肝脾大的原因，未用药。患者再度看中医服用中药汤剂半年左右。入院2个月前患者无明

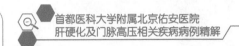

显诱因出现双下肢重度可凹性水肿，尿量减少，中度腹胀，遂至石家庄某医院就诊，行 B 超检查提示有腹腔积液，其余检查结果不详，给予利尿剂对症治疗，并先后在当地医院输白蛋白 5 瓶，患者腿肿症状改善。现为进一步诊治收入我院。

既往史：患者既往体健，无特殊病史。否认不良嗜好。末次月经为 2015 年 3 月 3 日，之后停经，生有 2 子，有剖宫产史。家族史无特殊。

【体格检查】

体温 36.6 ℃，脉搏 80 次 / 分，呼吸 16 次 / 分，血压 120/80 mmHg，神志清楚，面色晦暗，肝掌（+），颈部及前胸可见 3 枚蜘蛛痣，右上肢可见 1 枚；全身未见淤点、淤斑；下唇可见直径 0.5 cm 紫色血疱，舌系带旁可见直径 0.6 cm 左右紫色血疱 1 枚，舌体无肥大；心肺检查无异常，腹饱满隆起，腹部被巨大肝脏所占据，右侧肝下界肋下在腹股沟韧带上约 5 cm，并延续至耻骨联合上 5 cm 直至右侧腹股沟上方 1 cm 左右，质地硬；脾肋下未触及，Murphy's 征（−），腹腔积液征可疑（−），双下肢轻度可凹性水肿，神经系统检查无异常。

【辅助检查】

入院后完善相关检查，患者甲、乙、丙、戊型肝炎病毒标志物均为阴性。除了 EB 病毒、巨细胞病毒及细小病毒感染，自身抗体检查均为阴性，IgG 19.4 g/L，IgA 4.26 g/L，IgM 2.57 g/L，血沉 55 mm/h，甲状腺功能正常。WBC 23.35×10^9/L，RBC 2.95×10^{12}/L ↓，HGB 70 g/L ↓，HCT 22.1%，MCV 74.9 fL，MCH 23.7 pg，PLT 327×10^9/L，N% 62.7%。血涂片示中性杆

状核细胞 7%，未见中毒颗粒，红细胞形态轻度大小不等，部分淡染区扩大，可见靶形红细胞。ALT 18.6 U/L，AST 45.2 U/L，TBIL 19.8 μmol/L，DBIL 8.9 μmol/L，ALB 26.5 g/L，γ-GT 374.2 U/L，ALP 339.2 U/L，TBA 21.6 μmol/L↑，CHE 3146 U/L，BUN 5.23 mmol/L，Cr 42.5 μmol/L，UA 450.6 μmol/L。血糖、血脂正常，电解质正常。降钙素原 0.89 ng/mL，真菌葡聚糖 48.5 pg/mL，凝血异常，PT 16.4 s，PTA 56%，INR 1.45，APTT 37.5 s，FIB 1.58 g/L，TT 23.8 s。肿瘤标志物 CA19-9 376.2 U/mL，CA12-5 47.42 U/mL。AFU、AFP、AFP-L3、CEA 及铁蛋白均正常。雌二醇、卵泡刺激素、促黄体生成素、孕酮、泌乳素、睾酮指标均正常。叶酸及维生素 B$_{12}$ 均正常。胸部 CT：右侧肺胸腔积液伴右下肺部分肺不张；左侧胸膜增厚。腹部增强 CT（图 5-1）：肝脏体积明显增大，表面欠光滑。平扫肝实质密度明显减低，增强扫描动脉期肝内可见多发斑片状强化区，延迟期肝实质强化欠均匀，可见多发斑片状强化减低区，肝内门脉显影尚可，肝静脉远端显示欠清；肝小静脉闭塞综合征可能性大；胆囊炎，少量腹腔积液。腹部彩超：肝脏体积增大，至腹正中脐下 50 mm，弥漫性肝病表现，脾大，脾厚 77 mm，肋下长 32 mm，长径 128 mm，脾脏回声不均匀，脾静脉内径 7 mm。心脏彩超：左房增大 38 mm（正常值＜30 mm），余房室未见异常，各瓣膜大小、形态未见异常。二尖瓣少量反流，三尖瓣少一中量反流。妇科彩超：宫内节育器，宫颈纳囊。血管彩超：肝动脉血流流速增高，肝静脉管腔结构显示不清。胃镜：食管黏膜欠光滑，散在白斑，下段可见轻度食管静脉曲张，全胃黏膜充血水肿，粗糙不平，广泛散在斑片状糜烂，覆黑色血痂；黏膜质地脆，触之易出血，胃窦后壁外压性隆起，十二指肠球腔黏膜粗糙，降段未见明显异常。胃窦黏膜病理：轻度慢性胃炎。刚果红染色（＋），骨髓细胞学检查提示浆细胞比例 18%，可见多核，形态未见明显异常。免疫组化：异常浆细胞 CD3（－），CD20（－），MPO（－），CD34（－），CD38（＋），CD138（＋），CD56（＋），MUM-1（＋），Kappa 多量（＋），Lambda 少量（＋），Ki-67（+30%）。考虑：骨髓浆细胞肿瘤。至此，该患者诊断考虑原发性轻链型淀粉样变性。

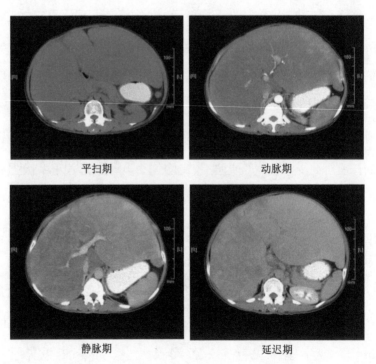

平扫期　　　　　　　　动脉期

静脉期　　　　　　　　延迟期

图 5-1　腹部增强 CT

【诊断】

原发性巨肝型淀粉样变性。

笔记

【治疗经过】

该患者随后出院，至天津某研究所继续住院治疗，患者无骨质破坏，免疫固定电泳未检出单克隆 M 蛋白，除了多发性骨髓瘤，血免疫球蛋白 Lambda 链明显高于 Kappa 链，与正常相反，明确诊断为原发性淀粉样变性（轻链型淀粉样变性，AL 型），应用硼替佐米进行化疗。2016 年 2 月随访，患者病情尚稳定，骨髓浆细胞比例较前下降，肝脏未明显回缩。

病例分析

淀粉样变性是"淀粉样物质"在组织和器官发生胞外沉积的一组疾病。该物质是不溶性纤维样蛋白，在光学显微镜下呈嗜酸性均匀结构，在偏振显微镜下呈绿色双折射。目前结合病因及沉积物的生化特点，分类如下：①原发性系统性淀粉样变性，原因不明，淀粉样物质为免疫球蛋白的轻链（AL）；②伴发于恶性浆细胞病（多发性骨髓瘤等）的淀粉样变性，沉积物为免疫球蛋白的轻链（AL）；③继发性系统性淀粉样变性，继发于慢性感染、慢性炎症，沉积物为淀粉样 A 蛋白（AA）；④家族性地中海热，淀粉样物质为 AA 蛋白；⑤遗传性系统性淀粉样变性，常染色体显性遗传病，沉积物为前白蛋白（transthyretin，TTR）或载脂蛋白 A1；⑥老年性系统性淀粉样变性，沉积物为 TTR；⑦血液透析相关性淀粉样变性，沉积物为 β_2 微球蛋白；⑧中枢神经系统淀粉样变性，沉积物为半胱氨酸蛋白酶抑制剂 C（cystatin C）；⑨局限性淀粉样变性，

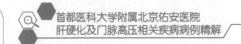

甲状腺癌的局灶性淀粉样物质为前降钙素，胰岛细胞瘤为胰岛样淀粉样多肽（islet amyloid polypeptide，IAPP），皮肤淀粉样变性为角蛋白（keratin）。所有类型都含有一种次要的蛋白质 P 成分，起支架作用。

　　淀粉样变性是临床少见病，该病起病隐匿，临床表现复杂又缺乏特异性，容易误诊、漏诊。该患者于 2 年间辗转几家医院，最终在我院就诊，并于 10 天内确诊，我们诊断的突破点是患者腹部 CT 的特殊表现：动脉期不均质强化，静脉期及延迟期更为明显的不均质强化，似"地图样"改变，而被放射科医师怀疑为肝窦阻塞综合征。该患者两次服用中药汤药数月，而中药中含有吡咯烷生物碱的草药如土三七等可导致 HSOS。但 HSOS 起病更急，由于凝血因子及血小板消耗，往往血小板会下降，但该患者血小板正常。且第二个突出的特点是肝大与肝功能受损的程度不成正比。肝脏巨大，但肝功能转氨酶、总胆红素均正常，以 GGT 及 ALP 升高为主，而 HSOS 总胆红素一般在正常值上限的 2 倍以上。HSOS 最基本的病理改变是：肝窦内皮细胞损伤，红细胞及血液成分进入肝窦周隙——狄氏间隙，导致肝窦被挤压、变细，流出道阻塞，从而引起肝内窦性门脉高压。增强 CT 具有特征性的"地图样"改变。而同样病变部位在狄氏间隙的另一种疾病就是肝淀粉样变。大量的淀粉样物质沉积于狄氏间隙及血管壁，导致肝细胞受压萎缩。由于病变部位相似，故影像学表现也可以相似。郭勇曾报道肝淀粉样变的影像学特点及临床表现与该患者相似，故进一步行胃镜病理及骨穿刺病理检查，结合刚果红染色阳性结果，我们才得以尽快明确诊断。组织活检发现淀粉样物质是确诊的关键。

最新的国外指南推荐行骨髓穿刺细胞学检查，或者骨髓活检，也可行皮肤脂肪抽吸活检，但不推荐行多器官的活检，尤其应当避免肝活检，除非是行颈静脉肝穿活检，因其可导致肝脏破裂出血。

乏力及体重下降是最常见的初始症状。另外，该患者牙龈口腔的反复出血，口腔内多发的血疱也是该病的特征性表现之一。因淀粉样变致使脏器脆性大，淀粉样物质易沉积于血管壁，故血管的脆性增加，也导致患者易出血。另外，血浆中淀粉样变纤维能特异性地与 X 因子结合并在组织中沉积，导致 X 因子下降，也有极少数合并 Ⅶ 因子缺乏，这也是患者凝血功能异常、易出血的原因。该病的预后较差，预后与受累器官及程度相关。国外报道在 20 世纪 80 年代平均生存期为 1 ～ 2 年，而随着联合化疗的应用 90 年代治疗患者的生存期延长至 5 年以上，近 10 余年有报道约 30% 患者生存期能超过 10 年，故早期诊断非常重要。该病目前无根治方法，一般参照治疗浆细胞恶性肿瘤的方案。该患者应用硼替佐米有效。

总之，对于肝脏增大，以 GGT 及 ALT 为主的肝功能异常，临床症状主要为乏力及体重下降，可有出血倾向，肝脏 CT 表现为静脉期及延迟期的不均质强化，需要警惕原发性系统性淀粉样变性的可能。

病例点评

该患者长期未能确诊，有几个突出特点：①肝脏巨大，但肝功能转氨酶、总胆红素均正常，而以 GGT 及 ALP 升高为主；②病程中血小板升高或正常，从未下降；③患者腹部 CT 特殊的表现为静脉期及延迟期的强化。这些临床特点成为我们诊断的突破口，尤其是影像学的特点使我们想到了该病，完善了骨髓活检及刚果红染色，最终明确诊断。该病的预后差，早期诊断、早期治疗可以显著延长患者的生存期。

（范春蕾　董培玲）

参考文献

[1] 张之南，郝玉书，赵永强，等 . 血液病学 [M]. 2 版 . 北京：人民卫生出版社，2011：1108-1112.

[2] 彭 涛，张国艳，刘玉兰 . 布 - 加综合征、肝血窦阻塞综合征与肝硬化的鉴别 [J]. 临床肝胆病杂志，2011（10）：1022-1026.

[3] 郭勇，胡瑾华，林伟，等 . 肝淀粉样变性影像表现 2 例报告及文献复习 [J]. 实用放射学杂志，2010，26（3）：376-379.

[4] GILLMORE J D，WECHALEKAR A，BIRD J，et al. Guidelines on the diagnosis and investigation of AL amyloidosis[J]. British Journal of Haematology，2015，168（2）：207-218.

[5] 曹丽玲，赵斌，赖苇，等 . 系统性淀粉样变肝功能损伤 1 例 [J]. 中华肝脏病杂志，2010，18（1）：71.

[6] 李晨，陈婧，刘鸿凌，等 . 原发性肝淀粉样变性 1 例报告 [J]. 临床肝胆病杂志，2013（10）：790-792.

病例 6　良性复发性肝内胆汁淤积

病历摘要

【基本信息】

患者，男，33 岁，主因"尿黄、皮肤瘙痒 1 月余"入院。

现病史：1 个月前患者无明显诱因出现深黄色尿，尿液清亮，尿量无变化，伴全身皮肤瘙痒，无发热、腹部包块、肝区不适；无恶心、呕吐等消化道症状。于外院就诊，化验提示转氨酶及胆红素水平明显升高，胆红素以直接胆红素升高为主（总胆红素值最高 169 μmol/L）。完善检查除外病毒性肝炎和自身免疫性肝病。超声、核磁提示胆囊泥沙样结石，胆囊壁增厚，考虑胆源性肝损伤可能，进一步完善磁共振胰胆管造影（magnetic resonance cholangio-pancreatography，MRCP）未见胆总管充盈缺损及肝内外胆管扩张，完善腹部增强 CT 及超声胃镜后未见明确壶腹部占位及梗阻，予保肝、利胆等治疗，复查转氨酶恢复正常，但胆红素仍波动升高，皮肤瘙痒明显。为进一步诊治于 2017 年 3 月 8 日入院。自发病以来精神、食欲可，睡眠欠佳，大便正常，体重 1 个月减轻 5 kg。

既往史、个人史、家族史：患者自诉 8 年前因在外出差工作劳累后曾出现过类似"尿黄、皮肤瘙痒"表现，就诊当地医院，具体诊断不详，内科输液治疗（具体不详）后症状消退。8 年前因肩锁关节脱位行切开复位内固定手术，术后恢复良好。

43

6 年前患过敏性鼻炎，未规律治疗。否认其他系统疾病史。否认吸烟史，偶有少量饮酒，否认家族性及遗传性疾病。

【体格检查】

神志清，精神可，无肝掌及蜘蛛痣，皮肤、巩膜黄染明显，心肺正常，腹软，肝、脾肋下未触及，腹部无明显压痛及反跳痛，Murphy's 征（−），移动性浊音（−），双下肢未见明显水肿。

【辅助检查】

血常规：正常。

尿常规：尿胆原（＋），尿胆红素（＋＋），余正常。

肝功能：ALT 26.1 U/L，AST 26.1 U/L，TBIL 119.2 μmol/L，DBIL 91 μmol/L，ALB 40 g/L，CHE 5520 U/L，GGT 29.4 U/L，ALP 151 U/L。生化：BUN 3.85 mmol/L，Cr 62.7 μmol/L，钾 3.91 mmol/L，钠 138 mmol/L，氯 99.4 mmol/L，TG 3.05 mmol/L，LDL 6.6 mmol/L。凝血功能：PT 11.1 s，PTA 101.0%，INR 0.99，APTT 43.6 s，FIB 2.62 g/L。

免疫指标：ANA（−），AMA（−），SMA（−），LKM（−），LSP（−），M2（−），ANCA（−），IgG 9.64 g/L，IgM 3.08 g/L。肿瘤标志物（−）。

病原学检查：乙肝五项（−），HAV-Ab IgM（−），HCV-Ab（−），HEV IgM 及 IgG（−），CMV IgM 及 IgG（−），EBV IgM 及 IgG（−）。

肝穿刺病理结果见图 6-1。

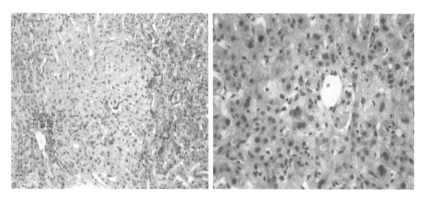

图 6-1 肝穿刺病理结果

病理诊断：小叶中心性淤胆，粗大的毛细胆管胆栓，Kupffer 细胞肥大，胞浆内可见噬入的胆栓，网织染色示小叶中心带肝板不整，时见断离，少数小坏死灶，周围肝板轻度增宽。考虑淤胆性肝炎，结合临床不除外良性复发性肝内胆汁淤积。

【诊断及诊断依据】

诊断：良性复发性肝内胆汁淤积。

诊断依据：患者为青年男性，临床表现及实验室检查符合肝内胆汁淤积，ALP 轻度升高，GGT 正常，病程中有继发于胆汁淤积的明显瘙痒，既往曾有类似良性发作病史，病理表现为小叶中心胆汁淤积，MRCP 提示肝内外胆管正常，没有已知的其他导致胆汁淤积的因素。

【诊治经过】

入院后给予保肝、退黄治疗，应用还原型谷胱甘肽保肝、腺苷蛋氨酸及熊去氧胆酸退黄，患者黄疸逐渐减轻，瘙痒缓解出院。

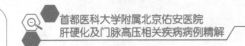
【随访】

患者自出院至今，定期复查肝功能，均正常。

病例分析

【临床特点】

该患者为青年男性，主诉是尿黄、皮肤瘙痒 1 月余，无明显诱因出现尿色发黄和皮肤瘙痒，并且病程中有一过性的大便颜色变浅，不伴发热、恶心、呕吐等。于外院就诊，提示转氨酶、总胆红素明显升高，以直接胆红素升高为主。完善各项检查，除外病毒性肝炎和自身免疫性肝病。超声、核磁提示胆囊泥沙样结石，胆囊壁增厚，MRCP 检查未见异常。考虑胆源性肝损伤可能，予保肝、利胆等治疗，转氨酶恢复正常，但胆红素波动升高。否认其他慢性病史及用药史。否认吸烟史，平时偶尔饮酒。查体：一般情况尚可，无肝掌、蜘蛛痣。皮肤、巩膜有明显的黄染，心肺查体未见异常，腹部平软，肝脾无增大，移动性浊音阴性，双下肢不肿。入院后再次筛查病毒性肝炎的标志物，以及 CMV、EBV 抗体，均为阴性。肝功能化验提示转氨酶正常，总胆红素 119.2 μmol/L，以直接胆红素为主，白蛋白 39.1 g/L，胆碱酯酶 5520 U/L，提示肝脏的合成储备功能正常。ALP 稍高于正常。GGT 正常。总胆红素在入院之初是 99 μmol/L，入院后相对平稳下降，在入院 1 个月后降至正常。ALP 也从轻度升高的情况，逐渐下降。总胆汁酸在入院之初是 160 μmol/L，最高曾波动到超过 200 μmol/L，之后平稳下降，最终也恢复正常。一个特征性的表现是 GGT 的情况，该患者 GGT 一直正常。大多数胆汁淤积性肝病，生化都表现为 ALP、GGT 的升高，而此患者在整个病程中 GGT 都是正常的。所以，在胆汁淤积性肝病的鉴别诊断中，需要考虑到一个疾病：良性复发性肝内胆汁淤积。该病的临床特点为反复发作，以黄疸为主要表现，良性预后，发作期有黄疸、瘙痒等症状，缓解期症状及病理学改变消失。该患者肝穿刺结果提示汇管区无扩大，可见少量炎细胞；中心可见淤胆，毛细胆管胆栓；同时见蜡质样细胞沉积，并且可见胆栓；中心静脉的周围可见淤胆表现，胆栓。考虑良性复发性肝内胆汁淤积。

良性复发性肝内胆汁淤积是一类反复发作的、自限性的胆汁淤积性肝病，主要临床表现是严重瘙痒和黄疸。从报道来看此病的发病率比较低，大部分报道提示该病呈散发性，但一半患者可以追溯到胆汁淤积的家族史。基因的研究也同时发现缺损基因位于第 18 号染色体长臂上，是一种常染色体隐性遗传的疾病。ATP8B1 基因的突变，也引起进行性家族性肝内胆汁淤积症。瘙痒和黄疸是该病标志性特征，常以瘙痒为首发症状，2 ～ 4 周后出现黄疸，发作持续时间和次数个体差异较大，发作间期为无症状期，时限可低至 1 个月，高至 33 年，平均发作频率稍高于每 2 年一次。从肝脏的病理上看，在疾病的发作期，小叶中心的胆汁淤积是最突出的组织学特征；而缓解期，肝脏的病理表现完全正常。

【诊断】

诊断要点：①持续数月至数年 - 无症状间隔性 - 黄疸至少

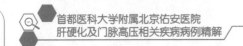

发作 2 次；②实验室检查符合肝内胆汁淤积；③ GGT 正常或轻微升高；④继发于胆汁淤积的严重瘙痒；⑤小叶中心性胆汁淤积；⑥ MRCP 或者 ERCP，肝内外胆管正常；⑦没有已知的其他导致胆汁淤积的因素。

【鉴别诊断】

鉴别诊断的要点是：①其他急慢性肝病；②胆管扩张；③硬化性胆管炎及其他原因胆管狭窄；④ Gilbert 综合征、Rotor 综合征、溶血（非结合型高胆红素血症）等；⑤ Dubin-Johnson 综合征（瘙痒、厌食症）等。

【治疗】

该患者入院后给予保肝、退黄等治疗，同时应用复方甘草酸苷、腺苷蛋氨酸、还原型谷胱甘肽、口服熊去氧胆酸等，患者黄疸逐渐下降，随访数月后已经恢复正常。由于良性复发性肝内胆汁淤积（benign recurrent intrahepatic cholestasis，BRIC）的病因不明，目前尚没有预防和限制发作的特异性治疗。发作期治疗的主要目的是缓解症状，首先是药物治疗，可使用苯巴比妥、利福平、腺苷蛋氨酸、熊去氧胆酸；其次是瘙痒症的治疗，可应用抗组胺药物。有文献报道可以对高黄疸患者应用鼻胆管引流术缓解胆汁淤积，以及人工肝血浆置换治疗。

病例点评

该患者是肝病专科医院常见的黄疸原因待查的患者，诊断结果却是少见的家族遗传性疾病。患者首次发病有药物因素，但再次出现黄疸并无药物诱因，同时血清 GGT 水平正常甚至偏低，因此诊断需考虑良性复发性肝内胆汁淤积。BRIC 为肝细胞毛细胆管膜上转运体方面的遗传缺陷病，尚需与其他遗传性胆汁淤积性疾病相鉴别，如进行性家族性胆汁淤积。进行性家族性肝内胆汁淤积可分为 1、2、3 型，1、2 型与 BRIC 编码的基因位点相同，3 型由编码小胆管磷脂转运体的 *ABCtM* 基因突变所致，其发病时间更早，临床表现更严重，病情进展更快。由于良性复发性肝内胆汁淤积临床上有自发恢复的可能，呈发作期与缓解期相交替，临床转归相对较好。

（曾庆环　吴燕京）

参考文献

[1] 贺 希，苏海滨，刘振文，等 . 良性复发性肝内胆汁淤积 1 例 [J]. 肝脏，2013，18
　　（2）：139-140.

[2] 徐铭益，陆伦根 . 良性复发性肝内胆汁淤积诊治进展 [J]. 中国医学前沿杂志
　　2015，7（4）：5-9.

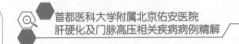

病例 7　Gilbert 综合征合并肝硬化

病历摘要

【基本信息】

患者，女，64 岁，因"间断皮肤黄染、乏力 25 年余，加重 1 周"入院。

现病史：25 年前患者无明显诱因出现乏力、纳差，进食略有减少，进食量减少至正常食量的一半，皮肤、巩膜中度黄染。无发热、呕吐、黑便。于北京某医院住院治疗，检查结果不详，诊断为"急性黄疸型肝炎"，住院输液治疗 1 个月，患者症状改善，黄疸消退，肝功能恢复正常后出院，出院后未复查；11 年前患者因病情反复、肝功能异常在我院住院，确诊为"乙型肝炎"，给予护肝、降酶治疗，病情好转出院；5 年前因腹胀来我院检查确诊为"肝硬化、腹腔积液"，予住院治疗，住院期间为控制病情进展，给予恩替卡韦 1 片、每日 1 次口服抗病毒治疗，患者病情好转后出院，出院后复查肝功能正常，乙型肝炎病毒载量降低。4 年前患者自行服用恩替卡韦，未再复查。3 年前无明显诱因出现乏力、尿黄，2014 年 2 月 12 日来我院复查，TBIL 85.8 μmol/L，DBIL 21.8 μmol/L，彩超提示肝硬化、脾大、腹腔积液等，给予保肝、抗病毒、利尿、退黄及对症治疗，病情好转出院，院外长期口服恩替卡韦抗病毒，病情稳定，1 年前因 TBIL 上升至 102 μmol/L，于我院住院给予保肝、退黄等治疗，行胃镜检查提示"食管静脉曲张（中度），门脉高压性胃病"，病情好转出院。此次为进一步诊治收入院。

既往史：糖尿病病史 19 年余，规律注射胰岛素控制血糖，否认饮酒史，否认药物过敏病史，否认肝病家族史。

【体格检查】

体温 36.4 ℃，血压 90/66 mmHg，脉搏 76 次 / 分，呼吸 19 次 / 分，神志清楚，皮肤中度黄染，巩膜轻度黄染，肺呼吸音正常，心率 81 次 / 分，心律齐，腹壁柔软，无压痛、反跳痛，肝脏、脾脏未触及，肝区叩痛（–），移动性浊音（–），无下肢水肿。

【辅助检查】

入院检查 WBC 2.66×10^9/L，HGB 120.0 g/L，PLT 65.0×10^9/L，N% 72.1%，ALT 18.3 U/L，AST 28.9 U/L，TBIL 103.1 μmol/L，DBIL/TBIL 0.21，ALB 34.7 g/L，Cr 48.0 μmol/L，GLU 9.81 mmol/L，CHO 3.16 mmol/L，γ-GT 8.0 U/L，ALP 107.5 U/L，TBA 43.6 μmol/L，CHE 3351.0 U/L；PTA 67.0%；HBsAg 972.6（+），HBsAb ＜ 2.00（–），HBeAg 0.118（–），HBeAb 0.044（+），HBcAb 0.005（+）；HBV-DNA 未检测到；AFP 1.71 ng/mL；腹部超声：肝硬化，脾大，脾静脉增宽，侧支循环形成，未探及明显腹腔积液。胃镜检查：食管静脉曲张（中度）、门脉高压性胃病。尿常规：尿胆红素（+），尿胆原（–）。Gibert 综合征基因检测：*UGT1A1* 基因启动子突变。

【诊断及诊断依据】

诊断：肝炎肝硬化失代偿期（乙型）；食管静脉曲张（中度）；门脉高压性胃病；Gilbert 综合征；2 型糖尿病。

诊断依据：患者为老年女性，慢性病程。肝病史多年，当时诊断为急性黄疸型肝炎，11 年前出现乏力、厌油、纳差、恶心、皮肤黄染、巩膜黄染、尿黄，明确诊断为慢性乙型肝炎，经治疗好转，5 年前确诊为肝硬化，并应用恩替卡韦抗病毒治疗。本次查体慢性肝病面容。腹部超声提示肝硬化、脾大、脾静脉增宽、侧支循环形成。胃镜提示食管静脉中度曲张、门脉高压性胃病、肝硬化及相关并发症诊断明确。患者反复胆红素升高，以间接胆红素升高为主，Gilbert 综合征基因 *UGT1A1* 启动子突变，考虑合并 Gilbert 综合征。

【鉴别诊断】

（1）Dubin-Johnson 综合征：临床表现是慢性或间歇性黄疸，多发于青少年，常有家族病史。与 Glibert 病的典型不同是血中的结合胆红素与非结合胆红素均增加，发病机制为胆红素在肝脏内转运和向毛细胆管内排泌功能障碍，导致结合胆红素反流入血，同时影响间接胆红素的摄取。临床表现为患者常主诉有肝区疼痛，约 50% 患者可触及肝脏并伴有触痛。口服胆囊造影剂，胆囊不显影。可因妊娠、手术、重体力劳动、饮酒和感染等因素而导致黄疸加深。由于该病会出现腹痛、灰白便、直接胆红素升高等临床表现，常与慢性胆道疾病混淆。由于胆红素排泌障碍，也导致其他色素排泌障碍，因此该病最后确诊有赖于肝组织活检，病理可发现肝细胞内棕褐色或绿褐色色素沉着，不伴其他炎症改变，沉积的色素为黑色素。

（2）Rotor 综合征：也是一种家族性黄疸，发病机制为肝细胞摄取、转运和排泌非结合胆红素功能障碍，胆红素耐量试验显示与正常人不同，血清中的结合胆红素及非结合胆红素异常显著减慢，但无 Dubin-Johnson 综合征的二次上升高峰现象。该病多见于青少年，临床表现为比较轻微的慢性波动性黄疸，无其他自觉症状。诊断依据包括：家族史，慢性黄疸但不影响健康，肝脾不大，碱性磷酸酶活性偏低，转氨酶正常。

（3）Crigler-Najjar 综合征：较为罕见，预后差，是一种伴有核黄染的新生儿非溶血性家族性黄疸。发病机制是肝细胞内葡萄糖醛酸转移酶缺乏，多导致新生儿核黄染，出现肌肉痉挛、角弓反张和肌肉强直等症状。

【治疗经过】

继续恩替卡韦抗病毒、保肝对症治疗，予苯巴比妥 30 mg、每晚 1 次口服。

病例分析

Gilbert 综合征是一种先天性遗传缺陷性疾病，导致肝细胞微粒体中肝脏胆红素葡萄糖醛酸转移酶活力不足，从而影响肝细胞对非结合胆红素的摄取和结合功能，导致血清中非结合胆红素升高。该病根据其血清胆红素浓度的不同，分为两类：①轻型，较多见，血清胆红素低于 5 mg/dL，其发病机制为肝细胞从血液中摄取非结合胆红素的功能障碍，但此时肝组织中葡萄糖醛酸转移酶活性减低不明显；②重型，血清胆红素大于5 mg/dL，肝细胞中葡萄糖醛酸转移酶的活性明显低于正常人，因此不能有效地结合为结合胆红素，导致血清中的非结合胆红素明显升高。临床诊断要点为：①慢性间歇性黄疸，有家族病史，全身情况良好，无明显消化系统症状；②除轻度黄疸外，无其他异常体征，极少患者可有肝脏增大，脾脏无增大；③实验室检查，可除外溶血性和梗阻性黄疸；④低热卡试验有诊断价值。治疗一般不需要特殊治疗，应避免导致黄疸加重的诱因，苯巴比妥可以诱导肝酶活性，促进葡萄糖醛酸转移酶的活性，使血清非结合胆红素降至正常，但仅有暂时效果。大部分 Gilbert 综合征患者预后良好。

患者为慢性乙型肝炎，诊断明确，建议患者进行抗乙肝病毒治疗，但患者依从性差，导致病情进展，而后患者被明确诊断为肝硬化失代偿期，出现明显失代偿期表现、腹腔积液及食管静脉中度曲张。而后患者开始规律服用恩替卡韦抗病毒治疗，部分失代偿期肝硬化患者经积极抗病毒治疗后，可以出现肝功能改善、肝硬化并发症改善的情况。该病例患者经积极抗病毒治疗后，肝功能稳定，肝脏合成功能改善，腹腔积液消失，出现明显肝功能改善症状，是抗病毒治疗取得较好疗效的表现。患者而后因反复胆红素升高住院，但患者转氨酶持续正常，单纯胆红素升高，并且以间接胆红素升高为主，患者肝脏合成功能持续改善，白蛋白升高，腹腔积液消失。患者间接胆红素升高，与患者肝硬化治疗后病情稳定并不平行，应考虑是否合并其他疾病。常见的单纯间接胆红素升高、转氨酶正常、患者临床症状较轻微的疾病，应该考虑 Gilbert 综合征，基因检测可以明确诊断此病。劳累、感染等诱因，可以导致患者间接胆红素反复升高。

病例点评

这是一个肝硬化合并黄疸的鉴别诊断病例。临床上肝硬化合并黄疸较多见，常因肝硬化肝内胆汁淤积所致，通过查尿常规、直胆／总胆比值、GGT、ALP 等不难诊断。该病例的不同之处在于：患者虽肝硬化诊断明确，但胆红素升高以间接胆红素为主，GGT 和 ALP 均正常，尿胆原阴性，其他肝脏储备功能指标良好，以上特点均不能用肝硬化解释，此时要拓宽思路，不能让"肝硬化一元论"束缚手脚，Gilbert 综合征诊断并不困难，基因测序方法快捷、无创。

（王淑珍　郑俊福　李　磊）

病例 8　慢性 HBV 感染 +Dubin–Johnson 综合征 + 肝细胞癌

病历摘要

【基本信息】

患者，男，45 岁，主因"乙肝标志物阳性 10 年，发现肝脏占位 2 周"入院。

现病史：10 年前体检发现乙肝标志物阳性，肝功能正常，无不适症状，未诊治。入院 2 周前外院腹部 B 超检查发现肝脏占位，进一步于我院门诊检查 AFP 轻度升高，腹部 CT 提示肝右叶结节型肝癌可能。

既往史：2 型糖尿病病史 10 年，口服降糖药物控制血糖。否认长期大量饮酒史。

【体格查体】

体温 36.5 ℃，血压 110/70 mmHg，心率 76 次 / 分，呼吸 18 次 / 分，神志清楚，精神一般，巩膜可见轻微黄染，两肺呼吸音清，未闻及干性及湿性啰音，心音有力，心律齐，各瓣膜区未闻及杂音，腹平坦、软，无压痛及反跳痛，Murphy's 征（–），移动性浊音（–），双下肢无水肿，神经系统检查未见异常。

【辅助检查】

血常规：WBC 6.53×10^9/L，PLT 128×10^9/L，HGB 141 g/L。

肝功能：ALT 10.6 U/L，AST 10.8 U/L，TBIL 75.1 μmol/L，

DBIL/TBIL 0.44，ALB 45.4 g/L。

凝血功能：PTA 111%。

肿瘤标志物：AFP 10.83 ng/mL，AFP-L3 正常。

乙肝标志物：HBsAb、HBeAb、HBcAb（＋），HBV-DNA ＜ 100 IU/mL。

腹部 CT：肝表面光整，各叶比例如常。平扫肝右叶可见一直径约 19 mm 的结节样稍低密度灶，密度欠均匀，增强扫描肝右叶病灶动脉期可见明显强化，延迟期呈边界清晰的低密度改变，动脉期其余肝实质强化稍欠均匀，似见少许小斑片状轻度强化，延迟期呈等密度改变。肝内外门脉显影良好，门静脉主干直径约为 15 mm。脾脏无明显增大，密度均匀。检查所见：肝右叶结节型肝癌可能，建议 MR 检查。

【入院诊断及诊断依据】

入院诊断：原发性肝细胞癌；慢性乙型肝炎。

诊断依据：患者有多年乙肝病史，为原发性肝癌高发人群，入院时 B 超示肝脏占位，CT 提示原发性肝癌。AFP 轻度升高。

【治疗经过】

入院后完善相关检查，2013 年 11 月 14 日于本院外科行肝癌切除术。手术顺利，术后恢复良好，其后本院病理切片于中日友好医院读片如下。

术后病理报告：①肉眼所见：（肝Ⅳ、Ⅴ段）被膜下肝组织一块，大小为 4.8 cm×4.8 cm×4.0 cm，距最近断端 0.2 cm 可见灰白肿物，直径 1.9 cm，与周围界清，周围肝组织未见异常。②镜下所见（图 8-1）：肿瘤细胞呈巢状及实性片状排列，细胞密集，核大深染，染色质粗，核仁易见，异型性明显，瘤巨细胞多见，周围肝组织大泡性脂变约 10%，肝细胞内多量颗粒沉着，尤以小叶中心明显，部分汇管区多量单个细胞浸润，轻度界面炎，纤维组织轻度增生。

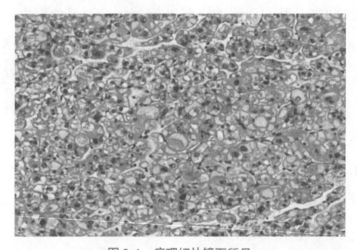

图 8-1　病理切片镜下所见

病理诊断：（肝Ⅳ、Ⅴ段）原发性肝细胞癌，低分化，断端未见肿瘤组织，周围肝组织呈慢性肝炎改变，肝细胞内多量色素沉着，不除外 Dubin-Johnson 综合征。

本院病理切片于中日友好医院病理科读片：Dubin-Johnson 综合征。

【术后随访】

术后患者每 6 个月复查 1 次肝功能、AFP 及腹部增强 CT，肿瘤无新发及复发，肝功能中总胆红素轻度升高，长期服用熊去氧胆酸治疗。

病例分析

【诊断要点】

患者为中年男性，发现乙肝标志物阳性 10 年，近期发现肝脏占位，甲胎蛋白升高，腹部增强 CT 提示结节型肝癌可能，肝功能提示转氨酶正常，白蛋白正常，肝脏的合成及储备功能均较好，而总胆红素中度升高，与之不符。行肝癌切除术过程中，见肝脏大体为黑色，肝脏病理显示肝癌周围肝组织呈慢性肝炎改变，肝细胞内多量色素沉着，考虑 Dubin-Johnson 综合征。临床工作中，对于反复以结合胆红素升高为主而转氨酶正常，又无胆管阻塞及其他肝病的情况，需要考虑 Dubin-Johnson 综合征诊断，考虑到肝穿刺活检为有创检查，可以先行胆囊造影、尿粪卟啉异构体检测及基因检测等协助诊断。

【Dubin-Johnson 综合征的临床特点】

Dubin-Johnson 综合征是一种少见的以慢性持续性或间歇性黄疸为临床特点的常染色体隐性遗传病，是一种以结合胆红素增高为主的先天性非溶血性黄疸。Dubin-Johnson 综合征常见于青少年和幼年。Dubin-Johnson 综合征是由于毛细胆管上位于 10q24 的多特异性有机阴离子转运蛋白（cMOAT）的基因（*ABCC2/MRP2* 超家族）缺陷，使肝细胞中结合胆红素及其他有机阴离子向毛细胆管排泄障碍，引起血清结合胆红素升高而发生的疾病。除胆红素外，其他肝功能指标正常。

Dubin-Johnson 综合征的临床表现以持续性或间歇性轻中度皮肤、巩膜、小便发黄为主，可伴有腹痛、乏力、纳差，肝脾大少见。无皮肤瘙痒。临床症状比较轻微，预后良好。

【Dubin-Johnson 综合征的诊断标准】

（1）病史：反复出现黄疸，呈间歇性或持续性表现，患者一般情况良好。

（2）实验室检查：血清总胆红素增高，其中直接胆红素占 60% 以上；血清氨基转移酶正常，碱性磷酸酶和血清胆固醇正常。尿中胆红素阳性，尿胆原可增加。

（3）影像学检查：胆囊造影多数不显影。

（4）病理学特征：肝脏穿刺活组织检查时，肉眼见肝组织呈黑褐色或墨绿色线条样组织。在光学显微镜下可见：肝组织结构正常，肝细胞形态正常或可呈轻微水肿变性，肝细胞内可见到一种特异性的棕色色素存在，这种色素呈颗粒状，大小不一致，主要分布于肝细胞的细胞质。

【慢性乙型肝炎合并 Dubin-Johnson 综合征病理特点】

合并慢性乙型肝炎的 Dubin-Johnson 综合征临床比较少见，有时容易误诊。病理改变有如下特点：未合并慢性乙型肝炎的 Dubin-Johnson 综合征患者脂褐素小体的超微结构观察中脂褐素小体形态相对较为单一，主要为"基本型"，是单层膜包绕的以高电子密度颗粒状物质为主的团块，含高电子密度物质的比例最多，而合并慢性乙型肝炎的 Dubin-Johnson 综合征患者脂褐素小体的密度会减低，形态呈现多形性。

【Dubin-Johnson 综合征的治疗】

单纯 Dubin-Johnson 综合征预后良好，不需要特殊治疗，也可给予腺苷蛋氨酸、熊去氧胆酸等综合治疗，使患者胆红素水平下降。口服避孕药、妊娠、并发其他疾病、手术、饮酒、劳累等因素可诱发其加重。

病例点评

原发性肝癌是目前位列我国第四的常见恶性肿瘤及位列第三的肿瘤致死病因，严重威胁我国人民的生命和健康。原发性肝癌主要包括肝细胞癌（hepatocellular carcinoma，HCC）、肝内胆管癌（intrahepatic cholangiocarcinoma，ICC）和 HCC-ICC 混合型三种不同病理类型，三者在发病机制、生物学行为、组织学形态、治疗方法及预后等方面差异较大，其中 HCC 占 85% ～ 90%。

HBV 慢性感染是 HCC 发生的主要病因之一。据世界卫生组织报道，全球约 20 亿人曾感染 HBV，其中 2.4 亿人为慢性 HBV 感染，每年约有 65 万人死于 HBV 感染所致的肝衰竭、肝硬化和 HCC。全球肝硬化和 HCC 患者中，由 HBV 感染引起的比例分别为 30% 和 45%。我国肝硬化和 HCC 患者中，由 HBV 感染引起的比例分别为 60% 和 80%。2006 年全国乙型肝炎血清流行病学调查表明，我国 1 ～ 59 岁一般人群 HBsAg 携带率为 7.18%。据此推算，我国有慢性 HBV 感染者约 9300 万人，其中慢性乙型肝炎患者约 2000 万例。

中国台湾大样本自然史研究显示慢性乙型肝炎患者 HCC 发生率为（403 ～ 470）/10 万。HBV 相关性肝硬化患者 HCC 发生率高达（820 ～ 2247）/10 万。而我国 2015 版《慢性乙型肝炎防治指南》指出非肝硬化 HBV 感染者的 HCC 年发生率

笔记

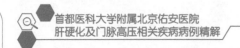

为 0.5% ～ 1%，肝硬化患者 HCC 年发生率为 3% ～ 6%。导致 HBV 相关性 HCC 发生的病毒学因素有 HBV-DNA 水平、HBeAg 持续阳性时间、病毒基因型、C 区启动子变异、X 基因变异等。

本患者有明确的乙肝家族史，其母亲及姐妹均为慢性 HBV 感染者，且患者此次发病前 10 年即明确有乙肝标志物阳性，肝功能正常，诊断为慢性 HBV 感染。此后患者未系统复查直至此次就诊。此次入院后检查发现，患者 HBsAg、HBeAg 已转为阴性，HBsAb、HBeAb、HBcAb 阳性，HBV-DNA ＜ 100 IU/mL。

通常自发性 HBeAg 血清学转换主要出现在免疫清除期，年发生率为 2% ～ 15%。年龄＜ 40 岁、ALT 升高、HBV 基因 A 型和 B 型者发生率较高。HBeAg 血清学转换后，每年有 0.5% ～ 1.0% 患者发生 HBsAg 清除。有研究结果显示，HBsAg 消失 10 年后，约 14% 患者肝脏中仍可检测出 cccDNA。HBsAg 消失时患者年龄＞ 50 岁，或已经发展为肝硬化，或合并 HCV，或 HDV 感染者，尽管发展为 HCC 的概率低，但仍可能发生。

对本患者而言，在发现 HCC 后，根据患者肝功能状况及 HCC 肿瘤大小，选择外科手术切除治疗。在手术中，外科医师发现患者肝脏呈"酱牛肉样"，无法用 HBV 感染和 HCC 解释。术后病理结果回报除了证实存在 HCC 和慢性肝炎外，意外提示存在 Dubin-Johnson 综合征的可能。经中日友好医院病理科协助阅片后，证实患者确实存在此疾病。

Dubin-Johnson 综合征是一种常染色体隐性遗传病，又称先天性非溶血性黄疸结合胆红素增高Ⅰ型、黑肝－黄疸综合征，在临床上较为罕见。Dubin-Johnson 综合征在临床上可单独存在也可合并于其他疾病，个别患者有家族倾向性。目前诊断主要依据临床表现、实验室检查和病理学检查结果。临床上一般呈良性经过，不需特殊治疗。

以 Dubin-Johnson 综合征和 HCC 为检索词，分别在万方数据库和 PubMed 上进行检索，万方数据库没有相关文献，PubMed 上只有两篇文献，均为个案报道。

该病例特殊之处在于有明确的慢性 HBV 感染史，未经系统治疗，发生了自发的病毒清除。虽然患者自发清除了病毒，但仍然发生了肝细胞癌。而发现肝脏占位后，经内科及外科的充分评估，患者虽胆红素高于正常，但追问病史既往有长期胆红素升高情况，综合评估肝功能情况尚可，可以进行手术治疗。在接受外科手术切除后，病理结果意外发现合并存在 Dubin-Johnson 综合征。这三种疾病发生在一个患者身上，实属罕见。

（熊　峰　吴燕京　张世斌）

参考文献

[1] 中华人民共和国卫生和计划生育委员会医政医管局 . 原发性肝癌诊疗规范（2017 年版）[J]. 中华肝脏病杂志，2017，25（12）：886-895.

[2] 中华医学会肝病学分会，中华医学会感染病学分会 . 慢性乙型肝炎防治指南（2015 更新版）[J]. 中华肝脏病杂志，2015，23（12）：888-905.

[3] 肝细胞癌抗病毒治疗专家组 . HBV/HCV 相关性肝细胞癌抗病毒治疗专家共识 [J]. 中华肝脏病杂志，2014，22（5）：321-326.

[4] 余思邈，朱 云，高含佳，等 . Dubin-Johnson 综合征临床及病理特征 [J]. 肝脏，
2017，22（5）：404-409.

[5] AOKI H，MORIHIRO T，ARATA T，et al.Hepatectomy in a hepatocellular
carcinoma case with Dubin-Johnson syndrome and indocyanine green excretory
defect[J]. Clin J Gastroenterol，2013，6（1）：69-74.

[6] SAKAMOTO A，MORI I，KAWAI K，et al. Dubin-Johnson syndrome associated
with hepatocellular carcinoma--report of anautopsy case[J]. Gan No Rinsho，1987，
33（11）：1361-1367.

病例 9 肝硬化合并 EDTA 依赖性假性血小板减少症

病历摘要

【基本信息】

患者，男，88 岁，主因"肝病史 15 年余，乏力 1 周"入院。

现病史：15 年前体检时化验提示乙肝表面抗原阳性，转氨酶 100 U/L 左右，予口服护肝片等保肝治疗，此后未定期复查。10 年前在体检时腹部超声提示"肝硬化"，乙肝病毒 DNA 定量为 1000 IU/mL 左右，无恶心、呕吐、腹痛，未行抗病毒治疗，未定期复查。5 年前进食年糕后出现呕暗红色血液，总共 3 次，总量 800 mL；排暗红色血便，总量 500 mL。于辽宁某医院治疗，诊断为"肝硬化，上消化道出血"，给予止血治疗后出血停止，查 HBsAg（＋），HBsAb（－），HBeAg（＋），HBeAb（－），HBcAb（＋），HCV-Ab（－），HBV preS1-Ag（＋）；HBV-DNA 6.75×10^6 IU/mL；WBC 2.86×10^9/L，HGB 79.0 g/L，PLT 66×10^9/L；PTA 61.0%；ALT 48.2 U/L，AST 57.7 U/L，TBIL 23.5 μmol/L，DBIL 4.3 μmol/L，ALB 29.8 g/L，Cr 58.0 μmol/L，BUN 7.8 mmol/L，CHE 2506.0 U/L；AFP 4.39 ng/mL。B 超示：肝硬化，脾大，脾静脉增宽，胆囊壁水肿，腹腔积液大量。CT 提示：①肝硬化，脾大，侧支循环形成，腹腔积液；②肝内多发小囊肿、钙化灶；③食管静脉曲张（重度），胃静脉曲张（GOV 1 型），门脉高压性胃病。予口服恩替卡韦抗病毒治疗，呋塞米及螺内酯利尿治疗，腹腔积液消退后行胃镜下食管静脉曲张套扎治疗 2 次，此后规律复查，病情相对稳定。4 年前查 ALT 46.6 U/L，AST 49.5 U/L，TBIL 43.6 μmol/L，DBIL 5.5 μmol/L，ALB 39.0 g/L，Cr 56.5 μmol/L，BUN 4.73 mmol/L，CHE 4355.0 U/L；WBC 5.72×10^9/L，HGB 144.0 g/L，PLT 35×10^9/L；HBV-DNA 测定低于检测下限。胃镜示：食管静脉曲张（轻度）；食管曲张静脉套扎术后；门脉高压性胃病。B 超示：肝硬化，脾大，门静脉、脾静脉增宽，侧支循环形成，胆囊壁毛糙增厚，未探及腹腔积液。此后规律复查病情平稳。1 周前无明显诱因出现自觉乏力。无呕血、咯血。于我院门诊就诊，发现血小板减少，为进一步治疗收住院。

既往史：有乙肝接触史，否认乙肝疫苗接种史，否认职业暴露史，否认可能的传播因素，否认输血及血制品史，否认其他传染病接触史，否认其他传染病预防接种史，否认疫区居住史。

【体格检查】

患者生命体征平稳，神志清楚，慢性面容，皮肤色泽正常，肝掌（＋），毛细血管扩张征（＋），蜘蛛痣（－），巩膜无黄染，呼吸音正常，心率 70 次 / 分，心律齐，腹部平坦，腹壁柔软，无肌紧张，无压痛，无反跳痛，Murphy's 征（－），肝脏未触及，脾脏肋下 5 cm，质韧，无压痛，移动性浊音（－），无肝区叩痛，肝上界位于右锁骨中线第 5 肋间，肠鸣音 3 次 / 分，无下肢水肿，踝阵挛（－），扑翼样震颤（－）

【辅助检查】

WBC 2.42×10^9/L，HGB 127 g/L，PLT 7×10^9/L。AFP 1.46 ng/mL，ALT 42 U/L，AST 52.4 U/L，TBIL 43.7 μmol/L，DBIL 17.6 μmol/L，ALB 38.8 g/L。BUN 6.37 mmol/L，Cr 41.2 μmol/L，PTA 58.0%，CHE 5793.0 U/L；HBV-DNA 测定未检测到（检测下限 20 IU/mL）。

彩超检查：肝硬化，脾大，门静脉、脾静脉增宽，侧支循环形成，胆囊壁毛糙增厚，目前未探及腹腔积液。考虑：①肝硬化，脾大，侧支循环形成；②肝脏多发小囊肿，肝脏钙化灶；③胆囊炎。

胃镜：食管静脉曲张（重度），食管静脉曲张套扎术后，门脉高压性胃病。

【诊断及诊断依据】

诊断：肝硬化合并 EDTA 依赖性假性血小板减少症；乙型肝炎肝硬化失代偿期；食管静脉曲张；食管胃底静脉曲张套扎术后；食管静脉曲张硬化剂治疗术后；脾功能亢进；低蛋白血症；门脉高压性胃病。

诊断依据：患者为老年男性，乙肝病史多年，应用抗乙肝病毒药物后 HBV-DNA 低于检测下限，CT 提示肝硬化，有消化道出血病史。胃镜提示食管静脉曲张，门脉高压性胃病，脾大伴血小板减少。患者枸橼酸钠抗凝查血小板明显高于 EDTA 抗凝，考虑肝硬化合并 EDTA 依赖性假性血小板减少症诊断明确。

【治疗经过】

患者血小板水平极低，复查后仍是极低水平，虽无明显出

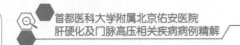

血表现，临床紧急给予输注血小板，防止颅内和内脏出血，但是输注血小板后血小板并无明显回升，仔细观察患者临床表现无明显淤点、淤斑，无黏膜出血，针刺部位亦无大面积淤斑；行枸橼酸钠抗凝检测后血小板为 43×10^9/L。血常规管的标准抗凝剂为 EDTA，考虑为肝硬化合并 EDTA 依赖性假性血小板减少症。给患者行食管静脉曲张硬化剂治疗。3 个月后随访：无出血表现；血常规不正常，血小板处于较低水平。复查胃镜：食管静脉曲张（轻度），食管静脉曲张硬化剂治疗术后，门脉高压性胃病。

病例分析

乙二胺四乙酸二钾（ethylene diamine tetraacetic acid dipotassium，$EDTA-K_2$）作为血细胞计数抗凝剂，对血细胞计数影响小，其抗凝的原理是与血液中的钙离子结合形成螯合物，进而使钙离子失去活性，从而阻止血液凝固。但是，在偶然的情况下，$EDTA-K_2$ 可诱导血小板中的特殊蛋白使血小板发生凝集，全自动血细胞分析仪不能识别，导致检测的血小板计数明显低于实际数值，这就是 EDTA 依赖性假性血小板减少症（EDTA-dependent pseudothrombocytopenia，EDTA-PTCP）。EDTA-PTCP 本身虽无任何病理学意义，但由于发生率低而极易被忽视，导致临床误诊误治，甚至有可能进行不必要的血小板输注。

该病的临床特点：EDTA-PTCP 的发生率低，为 0.09% ～ 0.21%，虽然患者 EDTA 抗凝血在血细胞分析仪上检测时，血小板计数明显低于正常值，但是其凝血酶原时间、活化部分凝血活酶时间、凝血酶时间等凝血功能，以及可引起血小板减少疾病的相关检查指标（如血尿酸、肌酐、抗核抗体、抗心磷脂抗体及补体 C3、C4 等）均在正常范围内。同时，患者并无出血、呕血、黑便、血便等出血倾向，无任何自身免疫系统疾病、血小板疾病家族史及使用抗血小板药物、输血、放疗、化疗等相关治疗史。临床上，若患者符合上述特点，应考虑 EDTA-PTCP 的可能性。实验室检查时，如出现人工血小板计数高于血细胞分析仪测定值的 3 ～ 10 倍，且血细胞分析仪检测的血小板减少随标本抽取时间的延长而持续下降，则应高度怀疑 EDTA-PTCP。此时应立即行显微镜检查，若发现血小板聚集堆，可以诊断为 EDTA-PTCP。EDTA-PTCP 可见于肿瘤、自身免疫性疾病、肺源性心脏病（肺心病）、晚期妊娠、肝病、毒血症及一些不明原因的疾病。

　　EDTA 依赖性血小板计数降低的纠正方法：第一，可改用其他抗凝剂，最常用的替代抗凝剂是枸橼酸钠，其为水剂，需将结果按照稀释比例进行换算，当然也存在枸橼酸钠依赖血小板聚集情况。其他抗凝剂如肝素、草酸盐等也可纠正血小板计数，但只适用于手工计数，不适合在自动化计数仪器上进行。新型 CPT 抗凝剂由 5- 磷酸吡哆醛和 Tri 缓冲的枸橼酸钠组成，不仅可预防 EDTA-PTCP 的发生，还可预防其他抗凝剂引起的血小板聚集，且不会影响白细胞计数，可保持细胞形态在 24 小时内不变。第二，采集手指末梢血检测，如患者条件允许可到实验室用不加抗凝剂或加生理盐水的采血管，采集手指血后迅速在短时间内上机检测。第三，添加氨基糖苷类药物，在抗凝剂里加入氨基糖苷类药物（特别是卡那霉素），不仅可预防 EDTA-PTCP 的发生，且可把已发生聚集的血小板解聚，但需在采血后 30 分钟内加入才有明显效果。第四，添加氟化钠，氟化钠在体外可抑制血小板聚集的形成，但其对细胞形态影响较大，不适用于全血计数。

本例患者有明确的乙肝肝硬化病史，存在明确的门脉高压症，故最初以为该患者血小板下降是脾功能亢进所致，但患者双下肢未见淤点，无任何出血倾向，进一步检查并与检验科沟通后发现了被掩盖的问题。

病例点评

该乙肝肝硬化患者病情已进展至失代偿期，门脉高压症导致腹腔积液、食管静脉重度曲张、脾功能亢进。脾大、脾功能亢进时血常规明显减低，此时三系减少往往是成比例的，如果不成比例的红系减少，可以是营养不良、失血，甚至慢性炎症等原因所致；但如果发生不成比例的血小板计数极度减低，不伴有相应的出血倾向表现，如淤斑、淤点，要考虑到血常规管是 EDTA 抗凝所致假性血小板减少的原因。

（王　征　范春蕾　董培玲）

参考文献

[1] 林建华 .EDTA 依赖性假性血小板减少研究进展 [J]. 中华实用诊断与治疗杂志，2012，26（1）：6-9.

第二章
肝病合并其他疾病的诊断

病例 10　肝硬化食管静脉曲张合并胃角早癌

病历摘要

【基本信息】

患者，女，64岁，主因"肝病史6年，呕血5天"入院。

现病史：6年前因吞咽困难体检发现肝功能异常，自诉肝酶高至900 U/L，具体不详，无消瘦、乏力，无反酸、腹痛、腹胀，无皮肤、巩膜黄染及肝区不适。于北京某医院就诊，完善检查后诊断为原发性胆汁性肝硬化，予口服熊去氧胆酸胶囊治疗，患者定期复查，病情相对稳定。2018 年 8 月 31 日凌晨 1 点患者无明显诱因出现呕血，为暗红色血液，共 3 次，总量约 400 mL，无头晕、黑蒙、出汗、腹痛，于北京某医院就诊，考虑上消化道出血，予抑酸、奥曲肽降门脉压、止血、保肝等治疗，出血逐渐控制，完善胃镜检查：食管胃底静脉曲张（重度）。现为行内镜下治疗就诊于我院，于 2018 年 9 月 5 日门诊以"原发性胆汁性肝硬化"收入院。

既往史：平素身体健康状况良好，否认传染性疾病史，否认高血压、糖尿病、冠心病病史，否认外伤、手术史，否认性病史，否认过敏史。

【体格检查】

体温 36.8 ℃，血压 113/55 mmHg，心率 80 次 / 分，呼吸 18 次 / 分，神志清楚，慢性面容，贫血貌，皮肤、巩膜无黄染，心肺未见明显异常，腹平坦，无压痛、反跳痛，肝、脾肋下未触及，Murphy's 征（－），移动性浊音可疑，腹腔积液少量，肠鸣音 6 次 / 分，双下肢无水肿，踝阵挛（－），扑翼样震颤（－）。

【辅助检查】

血常规：WBC 3.06×10^9/L，HGB 94 g/L，PLT 83×10^9/L，N% 67.6%。

血生化：ALT 27.2 U/L，AST 30.5 U/L，TBIL 19.4 μmol/L，ALB 36.1 g/L。

凝血项：PT 14.0 s，PTA 68%。

血氨：33 μg/dL。

自身抗体：ANA（＋）（1∶1000，着丝点），AMA（＋）（1∶1000），ACA（＋）（1∶1000），线粒体抗体 IgG（M2）258.6 RU/mL。

腹部超声：肝硬化，脾大，脾静脉增宽，门静脉栓子，侧支循环形成，胆囊壁毛糙增厚，未探及胸、腹腔积液。

【诊断及诊断依据】

诊断：原发性胆汁性肝硬化失代偿期；食管胃底静脉曲张破裂出血；贫血（轻度）；食管胃底静脉曲张（重度）；脾功能亢进；低蛋白血症；门静脉栓子。

诊断依据：患者为老年女性，慢性病程。6 年前腹部超声提示肝硬化，化验 ANA 阳性（1∶1000，着丝点），AMA 阳性（1∶1000），ACA 阳性（1∶1000），线粒体抗体 IgG（M2）258.6 RU/mL，诊断原发性胆汁性胆管炎 / 肝硬化。5 天前呕血，胃镜示食管静脉曲张重度，考虑为食管胃底静脉曲张破裂出血。查体脾大，肋下 4 cm，血常规示三系减低，考虑存在脾大、脾功能亢进。结合病史、症状、查体及辅助检查，考虑上述诊断。

【治疗经过】

患者入院后予肝硬化常规护理，清淡软食，少食多餐，予抑酸、保肝、对症治疗，完善腹部增强 CT＋ 门脉血管重建：肝硬化，脾大，侧支循环形成（食管下段、胃底周围可见迂曲扩张的血管影）。2018 年 9 月 21 日复查胃镜示食管静脉曲张（重度，红色征阳性），胃静脉曲张（GOV 3 型），门脉高压性

胃病。患者食管胃底静脉曲张较重，建议行脾切除术或 TIPS
术，患者表示不考虑脾切除和 TIPS 治疗，决定内镜治疗，
2018 年 9 月 25 日行内镜下胃静脉曲张套扎术和组织胶治疗术，
2018 年 10 月 9 日复查胃镜示食管静脉曲张（中度），门脉高压
性胃病，胃角溃疡，取病理。病理回报：黏膜内癌。后患者于
我院外科住院治疗，2019 年 1 月 7 日行全麻下脾切除 + 门静
脉测压 + 门奇静脉断流 + 胃癌根治 + 肝活检术，过程顺利。术
后病理回报：部分胃切除标本：胃黏膜局部多灶上皮内瘤变，
伴中度肠上皮化生，局部呈高级别上皮内瘤变（图 10-1）；小
块肝组织标本：胆管消失综合征，结合临床符合原发性胆汁性
胆管炎（Ⅲ 期）。术后予头孢米诺 2 g、每 12 小时 1 次静脉点
滴预防感染，患者术后发热，复查血象明显升高，考虑腹腔感
染，2019 年 1 月 10 日停头孢米诺，改用亚胺培南西司他丁钠
0.5 g、每 6 小时 1 次 + 利奈唑胺注射液 600 mg、每 12 小时 1 次
静脉点滴抗感染治疗。为避免耐药菌，2019 年 1 月 12 日调整
为亚胺培南西司他丁钠 0.5 g、每 6 小时 1 次 + 注射用盐酸万古
霉素 1000 mg、每 12 小时 1 次抗感染治疗，患者感染控制欠佳，
2019 年 1 月 18 日调整为头孢哌酮舒巴坦钠 3 g、静脉滴注、每
8 小时 1 次 + 利奈唑胺片 600 mg、每 12 小时 1 次抗感染治疗，
患者腹腔引流管引流出混浊液体，结合患者胃底静脉曲张硬化
剂治疗史，胃壁血运条件差，考虑吻合口瘘风险高，2019 年
1 月 24 日胃镜示胃体穿孔，嘱其禁食水，2019 年 1 月 31 日于
我科行胃镜下鼻空肠营养管置入术，2019 年 2 月 3 日调整抗感
染方案为哌拉西林舒巴坦 2.5 g、静脉滴注、每 12 小时 1 次，患
者感染控制，2019 年 2 月 13 日停用抗生素。2019 年 2 月 19 日

复查上消化道造影显示，胃瘘已愈合，病情稳定出院，嘱定期复查。

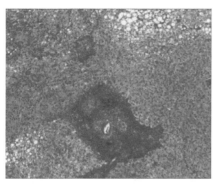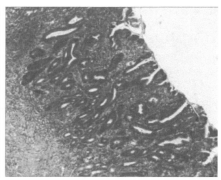

部分胃切除标本，（肉眼所见）大弯侧长 14 cm，小弯侧长 7 cm，间距 5 cm，邻近上切缘，下切缘 7 cm 处可见胃黏膜粗糙，粗糙面积 5 cm×4 cm，粗糙部位主要局限于黏膜层，与周围胃黏膜分界不清。（镜下）胃黏膜局部多灶上皮内瘤变，伴中度肠上皮化生，局灶呈高级别上皮内瘤变，部分区域黏膜糜烂，大量炎细胞浸润聚集，固有腺体减少。

图 10-1　部分胃切除标本检查结果

病例分析

【诊断要点】

（1）原发性胆汁性肝硬化：患者于 6 年前发现肝功能异常，于某医院就诊，完善检查后诊断为原发性胆汁性肝硬化。长期口服熊去氧胆酸，病情尚稳定。此次出现呕血，完善胃镜提示食管静脉曲张（重度），进一步完善检查提示肝功能异常，脾功能亢进，自身抗体化验提示 ANA 阳性，AMA 阳性（1∶1000），ACA 阳性（1∶1000），线粒体抗体 IgG（M2）阳性，故原发性胆汁性肝硬化失代偿期诊断明确。

（2）胃早癌：在进行食管静脉曲张的内镜治疗过程中，发

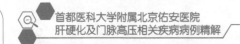

现胃角溃疡，病理提示黏膜内癌，后进一步行脾切除＋门奇静脉断流＋胃癌根治术，术后病理回报为胃黏膜局部多灶上皮内瘤变，伴中度肠上皮化生，局部呈高级别上皮内瘤变。

【胃黏膜上皮内瘤样变的分级】

根据 2018 年我国《胃癌诊疗规范》，上皮内瘤变是指以出现不同程度的细胞和结构异型性为特征的胃黏膜上皮增生，性质上是肿瘤性增生，但无明确的浸润性生长的证据。病变累及胃小凹全长，包括表面上皮，这是诊断的重要依据。根据病变程度，将胃黏膜上皮内瘤变分为低级别和高级别。

（1）低级别上皮内瘤变：黏膜结构改变轻微；腺上皮细胞出现轻中度异型性，细胞核变长，但仍有极性，位于腺上皮基底部；可见核分裂。对于息肉样病变，也叫作低级别腺瘤。

（2）高级别上皮内瘤变：黏膜腺体结构异型性明显；细胞由柱状变为立方形，细胞核增大、核浆比增高、核仁明显；核分裂象增多，可见病理性核分裂。特别重要的是，细胞核延伸至腺体腔侧面、细胞极性丧失。对于息肉样病变，也叫作高级别腺瘤。

高级别上皮内瘤变，相当于重度异型性增生和原位癌，是具有恶性特征的黏膜病变，但无黏膜固有层浸润。胃黏膜高级别上皮内瘤变的治疗方式，包括内镜下黏膜切除术、内镜下黏膜剥除术、外科根治术，目前尚无统一标准。

【治疗方法的选择】

该病例诊断明确，为肝硬化失代偿期，主要并发症为食管静脉曲张破裂出血，如仅考虑此情况，可选择食管静脉曲张内镜下治疗，其具有微创、可反复进行、形成累积效果等优点。该患者在治疗过程中发现胃角早癌，故最终选择开腹进行胃癌切除及脾切除加断流手术，一并解决胃癌切除及门脉高压问题。因患者既往有过胃底静脉曲张组织胶治疗，造成胃壁血运条件差，术后出现吻合口瘘及胃穿孔，经禁食及放置空肠营养管后，瘘口愈合顺利。

病例点评

我国是胃癌高发病率国家，在所有恶性肿瘤中仅次于肺癌排在第二位。早期诊断、早期治疗可明显提高患者的生存率。近年来，发现消化道早癌日益得到重视，在胃镜检查中运用放大、窄带成像、染色等技术，大大提高了我国早期胃癌的发现率。胃早癌是指仅局限于黏膜或黏膜下层，无论是否有淋巴结转移。早期胃癌病变在内镜下往往并不明显，需要仔细观察才能发现。尤其是当背景黏膜干扰明显时，这一点在肝硬化患者中尤为突出。肝硬化患者，由于门静脉高压，在出现食管胃底静脉曲张的同时会伴有"门脉高压性胃病"，镜下表现为广泛红斑、糜烂、"马赛克征"、黏膜下淤血及自发性出血等。上述表现严重干扰"早癌病变"的发现。该病例在常规胃镜检查中误将胃角小的糜烂溃疡病变视为"门脉高压性胃病"的表现而未引起重视。在进行食管胃底静脉曲张胃镜下治疗时，才意识到该处病灶的特殊性，结合放大及窄带成像技术，发现病灶微血管及微结构表现不规则，高度怀疑癌变，进而进行精准活检并得到病理证实。肝硬化患者群体中胃癌的发病率尚无有关

笔记

数据，但考虑到我国是胃癌高发国家，仍然要重视胃早癌的问题。特别是在日常内镜诊疗工作中，要抱有一颗寻找、发现早癌的心，练就一双"火眼金睛"！

（武永乐　吴燕京　张月宁）

参考文献

[1] 国家"863"重大项目"胃癌分子分型与个体化诊疗组".胃癌病理分型和诊断标准的建议 [J].中华病理学杂志，2010，39（4）：266-269.

[2] 国家卫生健康委员会.胃癌诊疗规范（2018年版）[J].肿瘤综合治疗电子杂志，2019，5（1）：55-82.

病例 11　药物性肝损伤合并胆石症

病历摘要

【基本信息】

患者，男，40 岁，主因"尿黄、眼黄 3 月余"入院。

现病史：3 月余前油腻饮食后出现上腹痛，呈中等程度胀痛，皮肤、巩膜中度黄染，伴皮肤瘙痒。无发热、恶心、呕吐。此症状逐渐加重，于北京市某医院就诊，化验检查提示 ALT 323 U/L，AST 150 U/L，TBIL 166 μmol/L，DBIL 127 μmol/L，PTA 119%，γ-GT 31 U/L，ALP 171 U/L，腹部 CT 提示肝内胆管增宽，胆囊多发结石，胆囊颈结石，考虑结石导致梗阻性黄疸可能，予抗感染、保肝、退黄等治疗后患者疼痛、瘙痒症状好转，但黄疸仍持续加深。2018 年 11 月 12 日患者进一步行 ERCP+ENBD 术，术中可见絮状物引出，后每日引流 200～300 mL 墨绿色胆汁。2018 年 11 月 13 日复查 ALT 35 U/L，AST 30 U/L，TBIL 241 μmol/L，DBIL 186 μmol/L，γ-GT 17 U/L，ALP 177 U/L，黄疸较前未见明显降低，为进一步诊治于我院住院治疗。

既往史：8 个月前因白癜风口服中药汤剂（具体不详）后出现乏力、纳差、进食量明显减少。于某中医院就诊，化验检查提示肝功能异常（未见化验单），考虑药物性肝损伤，予暂停中药汤剂及口服保肝药物治疗。4 个月前复查自诉肝功能恢复至正常，予停用保肝药物，继续服用治疗白癜风药物（具体不详），之后未再复查肝功能。对青霉素过敏。否认吸烟、饮酒史。否认肝病家族史。否认肿瘤家族史。

【体格检查】

体温 36.2 ℃，血压 120/70 mmHg，脉搏 80 次 / 分，呼吸 20 次 / 分，神志清楚，皮肤中度黄染，肝掌（＋），蜘蛛痣（－），左侧眼睑皮肤色素脱失，心率 80 次 / 分，心律齐，腹部平坦，腹壁柔软，无肌紧张，无压痛，无反跳痛，Murphy's 征阴性，肝脏、脾脏未触及，移动性浊音（－），无肝区叩痛，肝上界位于右锁骨中线第 5 肋间，肠鸣音 3 次 / 分，无下肢水肿，踝阵挛（－），扑翼样震颤（－）。

【辅助检查】

入院后血常规示：WBC 5.33×10^9/L，HGB 115 g/L，PLT 332×10^9/L。肝功能示：ALT 19.7 U/L，AST 30.2 U/L，TBIL 261.6 μmol/L，DBIL 197.2 μmol/L，DBIL /TBIL 0.75，ALB 36.5 g/L，CHO 5.16 mmol/L，γ-GT 28.7 U/L，ALP 180 U/L，TBA 126.5 μmol/L，CHE 4378 U/L。PT 11.4 s，PTA 97%。HBsAg（－），HBsAb（＋），HBeAg（－），HBeAb（－），HBcAb（－），HCV-Ab（－）。HAV、HEV（－）。CMV-DNA ＜ 500 copies/mL，EBV-DNA（血液）＜ 500 copies/mL。ANA（－），AMA（－）。AFP 4.94 ng/mL。MRCP 示：胆总管下段结石，胆囊多发结石，未见肝内外胆管扩张（图 11-1A）。腹部 CT 示：鼻胆管引流术后；胆囊结石。

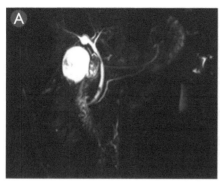
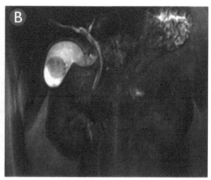

A. 可见胆总管下段结石，胆囊多发结石；B. 为 ERCP＋胆道支架术后。A、B 均未见肝内外胆管扩张。

图 11-1　MRCP 检查

【诊断及诊断依据】

诊断：药物性肝损伤；胆管结石；胆石症；白癜风。

诊断依据：患者为中年男性，既往白癜风病史，8 个月前因白癜风口服中药汤剂（具体不详）后出现乏力、食欲下降。于某中医院就诊，化验检查提示肝功能异常（具体不详），考虑药物性肝损伤，予暂停中药汤剂及口服保肝药物治疗，复查肝功能恢复至正常。4 个月前复查肝功能正常，继续服用治疗白癜风药物，3 个月前再次出现上述症状伴有皮肤、巩膜黄染，转氨酶、胆红素升高，以直接胆红素升高为主，甲肝、乙肝、丙肝、戊肝、CMV、EBV 血清学标志物阴性。肝脏穿刺病理提示：中度淤胆性肝炎，结合临床考虑为药物 / 化学性肝损伤（肝细胞－胆管混合型损伤）。药物性肝损伤诊断明确。患者于3 个月前发病时有中上腹部胀痛不适，伴有皮肤、巩膜黄染，皮肤瘙痒，腹部超声提示：肝内胆管增宽，胆囊多发结石，胆囊颈结石。胆石症诊断明确。左眼睑皮肤色素脱失，白癜风诊断明确。

【鉴别诊断】

（1）原发性硬化性胆管炎：该病常常累及肝内外胆管，表现为肝内外胆管炎症和纤维化，进而导致多灶性胆管狭窄，好发年龄为 30 ～ 40 岁，起病隐匿，早期无黄疸，主要临床症状为瘙痒等，40% 以上病例有黄疸，合并胆道感染常伴有寒战、高热。该病诊断依据：①间歇性或持续性黄疸；②既往无胆道手术史，无胆道结石病史；③ ERCP 或 MRCP 提示胆总管或肝内胆管存在明显狭窄，典型者肝内胆管呈"剪树枝样"；④病例活检证实为胆管黏膜下纤维化，并除外胆管肿瘤等疾病。

（2）Caroli 病：也称先天性肝内胆管囊性扩张，为纤维多囊病、常染色体隐性遗传病，合并先天性胆总管囊肿及先天性肝纤维化的比例比较大，单纯胆管囊肿常无明显临床症状，合并胆道结石或胆道感染而被发现。临床表现为反复黄疸、腹痛、胆道感染等，可出现上消化道出血，易误诊或漏诊。诊断主要依据影像学判断囊肿与正常胆道是否相连。

【治疗经过】

患者于 2018 年 12 月 11 日行 ERCP+ 胆总管结石取石术 + 胆总管塑料支架置入术，术后复查 MRCP 未见肝内外胆管扩张（图 11-1B）。胆红素仍维持在 200 μmol/L 左右，行肝脏穿刺病理提示：中度淤胆性肝炎，结合临床考虑药物 / 化学性肝损伤（肝细胞 – 胆管混合型损伤）（图 11-2）。予还原型谷胱甘肽保肝，腺苷蛋氨酸和熊去氧胆酸胶囊退黄、利胆等治疗，总胆红素下降 30 μmol/L。复查 MRCP 示肝内外胆管未见明显扩张，胆道支架术后，胆囊多发结石。患者肝功能恢复正常后行外科胆囊切除术，术后恢复良好。

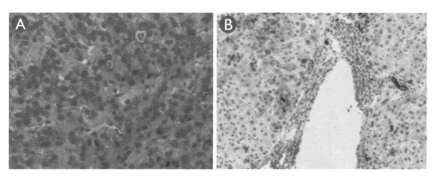

A. 可见肝实质内点灶状坏死，肝内淤胆及毛细胆管内胆栓；B. 为免疫染色阳性的肝细胞及淤胆性菊形团，提示慢性淤胆，并见蜡质样细胞沉着。

图 11-2　肝脏穿刺病理

病例分析

（1）药物引发的肝内胆汁淤积：药物性肝损伤通常为排除性诊断，首先应存在明确的肝损伤，排除其他造成肝损伤的因素，再通过发病前后的因果关系，推断可疑药物与肝损伤的相关程度。药物引发的肝内胆汁淤积，其机制被认为是药物引发的机体变态免疫反应，损伤胆管细胞，其临床特点：①黄疸的出现和程度与药物剂量不一定相关；②常同时出现发热、皮疹与嗜酸性粒细胞增多表现；③黄疸持续数周或数月不等，再度服药后，可再次出现黄疸。病理活检可见肝内胆汁淤积、毛细胆栓形成、嗜酸性粒细胞浸润汇管区、肝细胞气泡样变、胆红素堆积等。临床分型中，ALP $\geqslant$ 2 ULN 且（ALT 实测值 /ALT ULN）/（ALP 实测值 /ALP ULN）$\leqslant$ 2 作为临床诊断胆汁淤积型的依据。评价药物引发肝损伤的因果关系，应注重从以下几个方面评价：①用药史，服用药物或停用药物至出现肝功能损伤的时间；②患者病程长短与患者肝功能生化动态变化的特点；③所用药物的危险程度；④能否排除非药物性肝损伤。建议应用 RUCAM 评分量表判定药物与肝功能损伤之间的相关性。在药物性肝损伤的诊断中，还应清楚药物性肝损伤的严重程度，分为 5 级：0 级，对暴露药物耐受，未出现明显肝功能损伤；1 级，ALT 和（或）ALP 可恢复性升高，TBIL < 42.75 μmol/L；2 级，ALT 和（或）ALP 升高，TBIL ≥ 42.75 μmol/L，或无 TBIL 升高而 INR ≥ 1.5；3 级，ALT 和（或）ALP 升高，TBIL ≥ 85.5 μmol/L，伴或不伴 INR ≥ 1.5；4 级，ALT 和（或）ALP 升高，TBIL ≥ 171 μmol/L 或每日上升 ≥ 17.1 μmol/L，INR ≥ 2.0；5 级，药物导致的死亡。

（2）胆管结石：为肝外梗阻性疾病，临床特点为阵发性右上腹绞痛、黄疸，既往史中通常有同样的发作史，合并感染时，可出现发热、寒战等表现。黄疸通常为中等程度的黄疸，较少出现重度黄疸。黄疸的发生不仅由结石梗阻造成，炎症、水肿及胆道痉挛也引发黄疸，炎症和痉挛消退后，虽然胆总管结石仍存在，但是胆汁仍可排出，黄疸也可以有所减轻。彩超、CT 及 MRCP 检查结合临床症状常可以确诊。

该病例病情分析：患者在此次起病中，有明显的腹痛、黄疸、皮肤瘙痒等症状，腹部 CT 提示肝内胆管增宽，胆囊多发结石，胆囊颈结石，考虑梗阻性黄疸、胆管结石、胆囊结石诊断明确，ERCP 治疗解除胆道梗阻，ENBD 引流胆汁，治疗指征选择均没有问题，但患者后期黄疸消退欠佳，凸显了在疾病早期充分详细询问病史的必要性。患者既往有明显服用肝损伤药物的病史（治疗白癜风药物），曾怀疑药物性肝损伤，此次起病前 1 个月，有再次服用肝损伤药物病史，应充分考虑到，除胆道梗阻因素外，患者有合并药物性肝损伤的可能，临床分型，ALP 大于 2 倍以上升高，并且 ALT 实测值 /ALT ULN）/（ALP 实测值 /ALP ULN）≤ 2，考虑胆汁淤积型可能，患者胆道充分引流后，黄疸消退欠佳，肝穿刺病理提示：中度淤胆性肝炎，结合临床考虑药物 / 化学性肝损伤，诊断药物性肝损伤，胆汁淤积型，诊断成立，给予临床治疗后患者病情好转。因此在临床工作中，应充分意识到患者合并多种疾病的可能，充分询问病史，避免先入为主，在存在胆道梗阻的患者中，也可以合并存在肝内胆汁淤积。

📋 病例点评

这是一个涉及黄疸鉴别诊断的典型病例，此病例同时存在胆管结石引起的梗阻性黄疸及药物导致的肝内胆汁淤积性黄疸。在疾病诊治过程的前期，外院医生在"诊断一元论"思维的束缚下只认识到了梗阻性黄疸，然而在 ERCP+ENBD 术后胆管引流通畅的情况下黄疸仍未消退来我院，经详细追问病史，拟诊为药物性肝损伤，后行肝穿刺活检确诊为药物性肝损伤（肝细胞 - 胆管混合型损伤），予保肝、改善胆汁淤积治疗后肝功能恢复正常。该病例的诊治过程给临床医生以下几点提示：①黄疸的鉴别诊断很重要，即使病因诊断"明确"也需要认真分析其他鉴别诊断，拓宽诊断思路，不要让"一元论"困扰诊断思维；②重视病史的询问，尤其是既往史，病史的信息对疾病的诊断至关重要。

（王淑珍　郑俊福　李　磊）

参考文献

[1] 中华医学会肝病学分会脂肪肝和酒精性肝病学组，中国医师协会脂肪性肝病专家委员会.非酒精性脂肪性肝病防治指南（2018年更新版）[J].临床肝胆病杂志，2018，34（5）：947-957.

[2] 杨力，段维佳，贾继东.2010年美国肝病研究学会原发性硬化性胆管炎指南简介[J].临床肝胆病杂志，2010，26（3）：239-240.

[3] 中华医学会肝病学分会药物性肝病学组.药物性肝损伤诊治指南[J].实用肝脏病杂志，2017，20（2）：1-18.

病例 12　丙肝合并胃非霍奇金淋巴瘤

病历摘要

【基本信息】

患者，男，49 岁，主因"肝病史 3 年，胃胀 1.5 个月"于 2016 年 12 月 19 日入院。

现病史：3 年前患者在体检时发现丙肝抗体阳性，肝功能异常，HCV-RNA 阳性（具体不详），予保肝治疗，未抗病毒治疗；1 年前复查 HCV-RNA 3.6×10^6 IU/mL，HCV-RNA 基因型为 1b 型，B 超及 CT 提示肝硬化，血常规正常，无黄疸，临床诊断"丙肝肝硬化代偿期"，于北京某医院开始干扰素 α-1b 300 万 U，肌内注射，隔日一次，联合利巴韦林（900 mg/d）抗病毒治疗，治疗 2 个月后患者出现转氨酶（ALT 254 U/L，AST 182 U/L）及胆红素（TBIL 56.8 μmol/L）明显升高，第一次来我院治疗：停用干扰素和利巴韦林，给予保肝治疗 14 天后肝功能好转出院；此后患者开始口服索非布韦 400 mg、每日 1 次，联合达卡他韦 60 mg、每日 1 次抗丙肝病毒治疗 3 个月，检测 HCV-RNA 低于 15 IU/mL，即停抗病毒治疗（索非布韦联合达卡他韦）3 个月，复查转氨酶正常、HCV-RNA 低于 15 IU/mL。一个半月前患者无明显诱因出现胃胀，进食后加重，伴反酸、胃灼热，无发热、恶心、呕吐、呕血、黑便；我院门诊查 13C-尿素呼气试验阳性，予四联药物抗幽门螺杆菌

（helicobacter pylori，HP）治疗 2 周，症状无明显缓解。今为进一步治疗收入院。患者自发病以来精神可，食量减少，睡眠欠佳，尿、便正常。

既往史：无乙肝接触史，否认乙肝疫苗接种史，否认职业暴露史，否认可能的传播因素，否认输血及血制品史，否认肝病外其他传染病接触史，否认其他传染病预防接种史，否认疫区居住史。

【体格检查】

生命体征平稳，神志清楚，皮肤色泽正常，巩膜无黄染，肺呼吸音正常，心率 80 次 / 分，心律齐，腹壁柔软，无压痛、反跳痛，肝脏、脾脏未触及，肝区叩痛（−），移动性浊音（−），无下肢水肿。

【辅助检查】

ALT 6.8 U/L，AST 13.9 U/L，TBIL 42.8 μmol/L，DBIL 20.0 μmol/L，ALB 38.2 g/L，GFR 105.04 mL/（min·1.73 m^2），TG 0.85 mmol/L，CHO 2.6 mmol/L，γ-GT 14.4 U/L，CHE 5166.0 U/L；PTA 83.0%；WBC 5.73×10^9/L，HGB 118.0 g/L，PLT 154.0×10^9/L；HCV-RNA 未检测到（15 IU/mL）。

CT 提示：①肝左叶外侧段血管瘤可能；②脾大。

胃镜提示：胃巨大溃疡 A1 期（癌可能性大）。

胃镜活检胃黏膜病理：（胃窦）破碎的浅表黏膜组织 4 小粒，其中呈慢性炎及炎性渗出坏死物 1 小粒，黏膜内大量淋巴细胞、浆细胞、少量中性粒细胞弥漫浸润，炎细胞浸润并破坏腺体，其中 1 粒尤为明显，结合免疫组化结果，考虑淋巴组织增生（图 12-1）。建议密切随访，或外院会诊以除外低度恶性黏膜相关淋巴瘤。

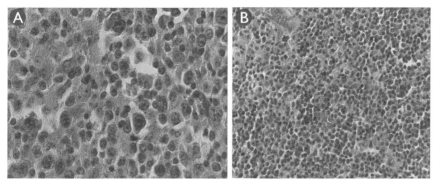

图 12-1　胃镜活检胃黏膜病理

免疫组化结果：HP（1+），CD20（较多细胞+），PAX-5（部分+），AE1/AE3（上皮+），P16（−），CD3（部分+）。

【诊断及诊断依据】

诊断：胃非霍奇金淋巴瘤；丙型肝炎肝硬化代偿期。

诊断依据：患者为中年男性，丙肝病史 3 年，HCV-RNA 经抗丙肝病毒后低于检测下限，患者脾大，B 超及 CT 提示肝硬化，无腹腔积液、消化道出血等并发症，诊断丙型肝炎肝硬化代偿期明确。患者胃部不适，胃镜提示胃巨大溃疡 A1 期（癌可能性大）。病理明确为胃非霍奇金淋巴瘤。

【治疗经过】

患者于 2016 年 12 月在我院肝胆外科行腹腔镜下毕Ⅱ式胃大部切除术+区域淋巴结清扫术，未化疗。术后病理：（远端胃及大网膜）胃非霍奇金淋巴瘤，结合免疫组化结果，考虑为弥漫性大 B 细胞淋巴瘤（来源于生发中心外），局灶侵及肌层。距最近断端约 0.6 cm，另一胃断端、胃吻合端、空肠吻合端及大网膜均未见肿物残留。小弯侧肿物周围淋巴结可见转移（2/3）。（第 3、4、5、6、11 组）淋巴结呈反应性增生（0/1、0/2、0/3、0/2、0/1）。（第 1 组淋巴结）镜下为脂肪组织。免疫组化结果：肿瘤细胞 CD20（＋），CD3（－），PAX-5（＋），CD79α（＋），CD21（－），Ki67（+80%），CD10（－），Bcl-6（－），MUM1（＋），CD30（＋），CD15（－），AE1/AE3（残留上皮细胞＋），Kappa（＋），Lambda（－）。反应性 T 细胞：CD3（＋）、Bcl-2（＋）；浆细胞 CD38（＋），MUM1（＋）。分子病理结果：EBER（＋）。

【随访】

2018 年 1 月，术后 1 年余复查。胃镜：毕 Ⅱ 式术后，吻合口炎。CT：肝脏多发小血管瘤，胆囊结石，胆囊炎。2019 年 3 月复查，血常规、肝功能生化、肿瘤标志物正常。胃镜：毕 Ⅱ 式术后，慢性胃炎。

病例分析

胃肠道是非霍奇金淋巴瘤最常见的结外发病部位，占 30.0% ～ 40.0%，而其中又以胃淋巴瘤居多，其次是小肠、回肠、盲肠、结肠和直肠。该病最常见的病理类型是弥漫性大 B 细胞淋巴瘤，占 45% ～ 59%，胃弥漫性大 B 细胞淋巴瘤大多数为原发性，部分患者为胃黏膜相关淋巴组织淋巴瘤（mucosa asso-ciated lymphoid tissue type，MALT）转化而来，但临床表

笔记

现和预后方面两者差异不大。

　　该病的好发年龄为 40 ～ 60 岁，男性多于女性，男女比例为（1.5 ～ 3.4）：1，中位年龄 40 ～ 60 岁。目前已确认，HP 感染与胃淋巴瘤有直接关系。大多数患者早期临床症状无特异性，腹痛是最常见的临床症状，还可以表现为腹胀和上消化道出血，其他症状包括上腹不适、腹部肿块、恶心、呕吐或腹泻等。腹部 CT 及胃镜检查结果亦无特异性，CT 示胃壁不规则增厚，常累及大部分胃或全胃；胃镜示黏膜增厚粗大、肿块、结节、糜烂或溃疡等，而胃腔内隆起性黏膜下肿块最为常见，可呈"鹅卵石样"改变，并可伴溃疡及胃壁增厚和僵硬等。因此临床上与胃溃疡、胃癌难以鉴别。

　　确诊依赖活检后标本的病理诊断。其病变位于黏膜下，活检时应采取多次、多点和深取的方法，活检部位包括黏膜下层的大块胃组织，结合免疫组化检查可提高淋巴瘤术前活检的准确率。按照病理结果也可分为生发中心来源及非生发中心来源。世界卫生组织（World Health Organization，WHO）在 2016 年发表了淋巴瘤新分类，按细胞来源，原发性淋巴瘤（primary lymphoma，PIL）分为 B 细胞型和 T 细胞型两类。PIL 中 B 细胞型占大多数，其病理类型绝大部分为非霍奇金淋巴瘤，以弥漫性大 B 细胞淋巴瘤（diffuse large B cell lymphoma，DLBCL）和黏膜相关性淋巴组织较为常见，儿童以 DLBCL 和伯基特淋巴瘤较为常见，其他包括边缘区淋巴瘤、滤泡性淋巴瘤、套细胞淋巴瘤等。T 细胞型 PIL 较为少见，包括肠病相关 T 细胞淋巴瘤、单形性嗜上皮肠道 T 细胞淋巴瘤、胃肠道惰性 T 细胞淋巴组织增生性疾病、外周 T 细胞淋巴瘤、NK/T 细胞淋巴瘤。PIL 目前尚缺乏公认的分期系统，常规用于恶性淋巴瘤的 Ann Arbor 分期并不能充分反映肿瘤的大小、侵犯肠壁的深度，故目前临床常采用的是 Lugano 分期。

治疗方面目前尚无标准治疗方案，主要包括手术、化疗及放疗。手术直接切除肿瘤，清除 HP 赖以生存的环境，并且可以消除化疗或放疗期间胃出血或穿孔风险，但其仍存在缺点：需切除全胃，否则易复发；属于创伤性治疗且患者术后生存质量很差。Cheung 等曾对 17 222 例原发性胃肠淋巴瘤患者进行了 Meta 分析，结果发现虽然有半数患者接受了胃大部切除术，却无生存获益。因此，目前在治疗方面，趋向于以化疗为主的综合治疗方案。日本与韩国的前瞻性研究显示，CHOP 方案联合放疗对于原发性胃弥漫性大 B 细胞淋巴瘤疗效显著，宜作为首选。近年来，随着靶向治疗药物利妥昔单抗的出现，B 细胞淋巴瘤的治疗模式发生了巨大的变化。利妥昔单抗联合化疗治疗原发性胃弥漫性大 B 细胞淋巴瘤的完全缓解率明显提高，Ⅱ 期原发性胃淋巴瘤的完全缓解率可达 95%，10 年总生存率为 95%，且耐受性良好。当然，所有的治疗措施均应该建立在根除 HP 感染的基础上，否则，疾病容易复发，并影响预后。

病例点评

肝硬化患者常常会有腹胀等消化不良的症状，医患双方都会容易因"肝硬化的诊断"而忽视这些症状，但在患者肝功能化验指标完全正常的情况下，我们就应该考虑到非肝硬化因素，及时进行胃镜检查是帮助患者确诊的关键。从诊断思路上来说，临床医生不要囿于"疾病一元论"而要开阔思路、追根求源。

（王　征　范春蕾　董培玲）

参考文献

[1] 王　蓉，李　玲，吴晶晶，等.原发胃弥漫大 B 细胞淋巴瘤的诊断与治疗 [J].肿瘤基础与临床，2013，26（3）：276-277.

[2] 秦　燕，刘　鹏，杨建良，等.早期胃原发弥漫大 B 细胞淋巴瘤的临床特点及治疗策略 [J].中华医学杂志，2018，98（24）：1945-1950.

[3] 张　超，武希润，史美琴，等.原发性胃弥漫大 B 细胞淋巴瘤的诊疗进展 [J].中国实用医药，2017，12（35）：195-196.

第三章
少见原因的肝硬化及门脉高压并发症

病例 13　缩窄性心包炎误诊为肝硬化

📋 病历摘要

【基本信息】

患者，男，46岁，主因"腹胀、纳差2周"于2018年5月3日入院。

现病史：2周前患者于大量饮酒、进食油腻食物后出现中度腹胀、纳差、食量减少至正常食量的2/3，无发热、软组织水肿、腹痛伴随，就诊于当地医院。检查提示肝功能：ALT

53.0 U/L，AST 34.0 U/L，TBIL 28.4 μmol/L，DBIL 11.4 μmol/L，ALB 46.5 g/L，γ-GT 92.5 U/L，ALP 84.0 U/L。血常规：WBC 6.63×10^9/L，RBC 5.66×10^{12}/L，HGB 172.0 g/L，PLT 133×10^9/L。CT 提示肝硬化表现（仅见报告）。外院考虑诊断为"肝硬化原因未明"，给予多烯磷脂酰胆碱、大黄利胆保肝治疗效果不理想，为进一步诊治收入我院。患者自发病以来，精神可，食欲不佳，睡眠可，二便正常，体重无变化。

既往史：30 年前曾患有结核性胸膜炎、结核性腹膜炎，经抗结核治疗后痊愈。无冠心病、高血压、糖尿病病史，无药物过敏史。吸烟史 20 年，偶有饮酒，否认家族性、遗传性疾病史。

【体格检查】

体温 36.5 ℃，脉搏 54 次 / 分，血压 104 /72 mmHg，呼吸 18 次 / 分，神志清，精神可，皮肤、巩膜无黄染，肝掌（+），无蜘蛛痣，颈静脉无怒张，肝颈静脉回流征（-），肺部查体无特殊，心率 62 次 / 分，心律齐，心音可，瓣膜区触诊无异常，心包摩擦感可疑，各瓣膜区听诊无明显异常，心包摩擦音可疑，腹部平坦，无腹壁静脉曲张，无压痛、反跳痛及肌紧张，肝脏肋下 3 cm，剑突下 1 cm，质韧，脾脏未触及，移动性浊音（-），双下肢无水肿，病理征（-）。

【辅助检查】

血常规：WBC 3.84×10^9/L，RBC 4.71×10^{12}/L，HGB 147.0 g/L，PLT 116×10^9/L。肝功能：ALT 24.0 U/L，AST 24.0 U/L，TBIL 16.5 μmol/L，DBIL 6.8 μmol/L，ALB 38.1 g/L，γ-GT 87.5 U/L，

ALP 82.5 U/L，TBA 10.6 μmol/L，NH$_3$ 50.0 μg/dL。凝血项：PT 12.1 s，APTT 32.1 s，PTA 89.0%。病毒学检查：HBsAg（-），HBsAb（+），HBcAb（-），HCV-Ab（-），HAV-IgM（-），HAV-IgG（-），HEV-IgM（-），HEV-IgG（+），CMV-IgM（-），CMV-IgG（+），EBV-VCA-IgM（-），EBV-EA-IgM（-）。其他实验室检查：ANA（-），AMA（-），血清 IgG 12.1 g/L，甲状腺功能五项（-），TB-SPOT 试验（-），PPD 试验（-）。心电图：心电轴右偏，心脏逆时针转位，考虑右心室肥厚可能，窦性心动过缓。胸片：未见明显异常。腹部 B 超：肝硬化表现不除外。肝脏 FibroScan：CAP 192 dB/m，E 18.0 kPa。电子胃镜：胃溃疡 A2 期，十二指肠球部霜斑样溃疡。超声心动图：左室射血分数 53%，右心房增大，室间隔与左室后壁同向运动。腹部 CT：肝硬化，脾大，侧支循环形成，肝动门脉分流，下腔静脉增粗。胸部 CT：右心房增大，心包膜钙化，下腔静脉增粗。

【诊断及诊断依据】

诊断：心源性肝硬化；脾功能亢进；缩窄性心包炎。

诊断依据：患者为中年男性，起病隐匿，入院时疾病表现以肝脾体积增大为主。为明确诊断，初步检查中判断患者为"肝硬化代偿期"。另外，病毒学结果不支持常见慢性嗜肝病毒感染，如乙肝、丙肝；ANA、AMA、IgG 未见异常，且无明显的全身免疫反应，故诊断除外自身免疫性肝病；患者无长期大量饮酒，也不支持酒精性肝硬化诊断，故初步诊断不能明确肝硬化病因；然而在患者其余查体和检查中，心电图提示心脏节律有轻度异常改变，查体提示存在可疑心包摩擦音和摩擦感。进一步心脏检查提示患者心脏右房增大，室壁运动减弱，心包膜出现弧形钙化影，伴有下腔静脉增宽，肝脏体积增大，结合患者既往结核病病史，诊断高度怀疑心源性肝硬化，缩窄性心包炎。经外院专家会诊，考虑患者缩窄性心包炎诊断成立，结合患者整体病情发展隐匿，考虑属于心包慢性缩窄的缓起型病变。

【治疗经过】

缩窄性心包炎是一种进行性加重的慢性疾病，治疗以尽早进行彻底的心包剥离手术为原则，大部分患者可取得满意的效果。该患者缩窄性心包炎为结核感染源性，经入院检查评估结核活动已静止，经外院专家会诊，患者在诊断明确后转入该院行心包切除术，手术过程顺利，术后病情平稳出院。半年后患者复查，肝功能正常，肝脏体积较前缩小，下腔静脉增宽幅度较前减少，脾大消失，右心增大无明显变化，左室射血分数改善至 65%，肝脏弹性为 12.4 kPa。

病例分析

病例特点：该患者为中年男性，既往曾患结核性胸膜炎及结核性腹膜炎。本次起病较急，因腹胀、纳差 2 周入院，查体肝脾增大，实验室检查主要表现为轻度肝功能异常。除外病毒、自身免疫等其他因素所导致的肝损伤。超声影像提示缩窄性心包炎，继而明确诊断。

缩窄性心包炎（constrictive pericarditis，CP）：是由于心包慢性炎症导致心包的脏、壁层增厚、粘连，甚至钙化，使心脏舒张受限，而造成全身血液循环障碍的疾病。CP 的病因可大致分为结核性、外伤性、化脓性、放射性及非特异性等。在我国仍以结核性最为多见。

诊断：用力时呼吸困难和水肿是 CP 临床最常见的症状。一些患者表现为胸部不适、心悸、乏力、腹部症状、房性心律失常或充血性肝病。CP 患者的静脉压力是上升的，在吸气时颈静脉压力是升高的，胸部叩诊和肺部听诊表现为胸腔积液，心脏听诊可以听到"心包叩击音"。脉搏增快，可以出现"奇脉"。腹部检查表现为搏动性肝大伴有腹腔积液。常伴随外周水肿，晚期可表现为恶病质。

辅助检查主要包括：心电图、胸片、实验室检查、超声心动图、CT、心脏 MRI、侵入性血流动力学检查、活组织检查和外科手术探查。

治疗：根据是否可逆可以分为短暂性 CP 和慢性 CP，引起肝后型门静脉高压症的大多为慢性 CP。利尿剂治疗是姑息的。唯一确切的根治手段是外科心包切开术。手术步骤为尽可能多地去掉心包，包括横膈膜和后外侧的心包。不完全的心包切除容易导致复发而降低生存率。心包切除术预后不良往往与如下因素有关：纽约心脏病学会功能分级较高、高龄、肾功能受损、肺动脉高压、左室射血分数下降、较高的 Child-Pugh 评分。对于 RVF 和 CP 的诊断及治疗，主要还是仔细询问病史，并进行仔细的体格检查及进一步的相关辅助检查，发现心脏疾患的证据，必要时多学科会诊，综合诊治。

病例点评

　　心源性肝硬化是相对少见病因的肝硬化，这是一例较典型的缩窄性心包炎导致的心源性肝硬化病例。典型之处在于：①病史典型，患者有多年的结核病史，结核是缩窄性心包炎的最常见病因；②肝脏淤血体征典型，可闻及心包摩擦音，这有别于病毒性肝炎等常见病因的肝硬化体征；③影像学表现典型，胸腹 CT 均可见下腔静脉增粗，这是向心回流不畅的代偿性改变；④治疗后体征及辅助检查改变典型，经心包切除术后肝脏淤血体征好转，肝功能复常，左室射血分数及下腔静脉回流受阻改善。

（闫一杰　范春蕾　李　磊）

参考文献

[1] 刘 磊，叶 青，韩 涛 . 肝后性门静脉高压症的诊断与治疗 [J]. 临床肝胆病杂志，2019，35（01）：24-28.

病例 14　原发性血小板增多症致门静脉高压

病历摘要

【基本信息】

患者，男，73 岁，主因"消瘦 1 年余，腹胀、尿少 1 个月"于 2018 年 10 月 8 日入院。

现病史：1 年前无明显诱因出现消瘦，6 个月内体重下降 10 余斤。无明显乏力、皮肤黄染、巩膜黄染、肝区疼痛等症状。于北京某医院就诊，完善腹部 CT 检查提示肝硬化可能，门静脉主干及左右分支内多发血栓形成，肝门区轻度海绵样变，脾大，脾静脉多发血栓形成，肝功能：ALT 29.7 U/L，AST 35.4 U/L，TBIL 14.3 μmol/L，DBIL 7.6 μmol/L，AFP 2.3 ng/mL。考虑诊断为肝硬化，门静脉血栓形成，建议患者动态观察。1 个月前患者无明显诱因出现腹胀，伴有尿少、尿液颜色加深；无发热、畏寒、腹痛等不适。于北京某医院就诊，查腹部 CT 提示肝硬化表现，脾大，门脉血栓形成，侧支循环形成，腹腔积液大量。肝功能：ALT 24.6 U/L，AST 41.1 U/L，TBIL 32.3 μmol/L，DBIL 14.0 μmol/L。北京某医院拟诊断为肝硬化，门静脉血栓形成，予保肝、利尿等治疗后效果欠佳。后患者转于当地医院中医科口服中药汤剂治疗，症状缓解仍不明显。患者为进一步诊治收入我院。患者自发病以来，精神可，食欲不佳，睡眠可，大便正常，小便少，颜色加深，体重较前减轻。

既往史：无冠心病、高血压、糖尿病病史，无药物过敏史。无吸烟、饮酒史，否认家族性、遗传性疾病史。

【体格检查】

体温 36.5 ℃，脉搏 78 次 / 分，血压 138/72 mmHg，呼吸 20 次 / 分，神志清，精神可，皮肤无黄染，巩膜轻度黄染，肝掌（−），无蜘蛛痣，颈静脉无怒张，肝颈静脉回流征（−），心肺查体无特殊，腹部膨隆，无腹壁静脉曲张，无压痛、反跳痛及肌紧张，肝脏、脾脏未触及，移动性浊音（＋），液波震颤（＋），双下肢无水肿，病理征（−）。

【辅助检查】

血常规：WBC 7.31×10^9/L，RBC 3.61×10^{12}/L，HGB 97.0 g/L，PLT 399×10^9/L。肝功能：ALT 20.4 U/L，AST 21.1 U/L，TBIL 29.2 μmol/L，DBIL 13.3 μmol/L，ALB 37.6 g/L，γ -GT 36.8 U/L，ALP 80.0 U/L，TBA 13.4 μmol/L，NH_3 38.0 μg/dL。凝血项：PT 15.4 s，APTT 40.1 s，PTA 61.0%，D-Dimer 134.0 μg/L。病毒学检查：HBsAg（−），HBsAb（＋），HBcAb（＋），HCV-Ab（−），HAV-IgM（−），HAV-IgG（＋），HEV-IgM（−），HEV-IgG（−），CMV-IgM（−），CMV-IgG（−），EBV-VCA-IgM（−），EBV-EA-IgM（−）。其他实验室检查：ANA 1∶100，AMA（−），抗核抗体谱（−），肝抗原谱（−），血清 IgG 11.1 g/L，甲状腺功能五项（−），腹腔积液细胞数 0.101×10^9/L，腹腔积液总蛋白 8.2 g/L，Rivalta 试验（−），肿瘤标志物（−）。心电图：正

常心电图。胸片：未见明显异常。腹部 B 超：弥漫性肝病表现，脾大，门静脉栓子，腹腔积液大量。肝脏 FibroScan：CAP 224 dB/m，E 20.9 kPa。电子胃镜：食管静脉重度曲张，胃底静脉曲张，门脉高压性胃病。腹部 CT（图 14-1）：肝脏表面欠光整，各叶比例轻度失调，门静脉广泛血栓形成，肝门部呈海绵样变，腹腔积液大量。

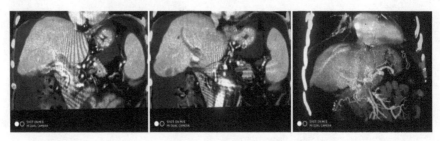

图 14-1 腹部增强 CT

肝脏穿刺病理（图 14-2）：肝脏部分汇管区轻度纤维性扩大，见纤维细隔形成，细胆管轻度反应，汇管区周围灶状肝细胞早期胆盐淤积改变；汇管区门静脉扩张，见多个薄壁异常血管，未见明显炎症；部分区域肝细胞体积较小，网状纤维断离不连续，肝细胞板变细，呈再生性结节性增生改变，结果支持非硬化性门静脉高压伴再生性结节性增生。

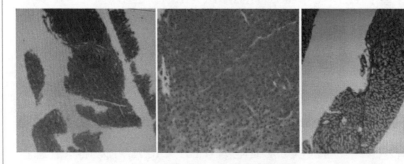

图 14-2 肝脏穿刺病理

骨髓细胞学：粒细、红系增生活跃，比例、形态大致正常。全片巨核细胞 208 个，颗粒型占 50%，产板型占 32%，裸核型占 9%，幼稚型占 2%；血小板易见成堆散在分布。基因筛查：$JAK2/V617F$ 基因突变（−），MPL 基因突变（＋）。

【诊断及诊断依据】

诊断：非肝硬化性门静脉高压症；门静脉血栓形成伴海绵样变；食管静脉重度曲张；胃底静脉曲张；门脉高压性胃病；腹腔积液大量；原发性血小板增多症。

诊断依据：患者为老年男性，慢性病程。以肝硬化原因待查、大量腹腔积液诊断入院，入院后初步相关检查提示，患者主要异常表现为腹腔积液、脾大、食管胃底静脉曲张等门静脉高压表现；生化检查提示患者肝脏功能下降不明显，病因检查除外嗜肝病毒感染、酒精性肝病、自身免疫性肝病、慢性药物或化学性肝损伤等常见因素；结合患者合并大量门静脉栓子，为进一步明确肝脏及门静脉血管形态，于我院进一步完善腹部增强 CT 检查及经颈静脉肝脏穿刺检查，腹部 CT 提示肝脏表面欠光整，各叶比例轻度失调，门静脉广泛血栓形成，肝门部呈海绵样变，腹腔积液大量。颈静脉肝脏穿刺检查显示 HVPG 10 mmHg，病理结果提示肝脏部分汇管区轻度纤维性扩大，见纤维细隔形成，细胆管轻度反应，汇管区周围灶状肝细胞早期胆盐淤积改变；汇管区门静脉扩张，见多个薄壁异常血管，未见明显炎症；部分区域肝细胞体积较小，网状纤维断离不连续，肝细胞板变细，呈再生性结节性增生改变，结果支持非硬化性门静脉高压伴再生性结节性增生。综合上述检查结果，我院考虑患者肝硬化诊断依据不足，门脉高压症与门静脉广泛血栓形成相关；且患者 PLT 异常升高与脾大体征不符，考虑血液存在高凝状态，可能是骨髓造血功能出现异常。为进一步明确病因，我院进一步行骨髓穿刺检查，并送北京某医院血液科行基因筛查，结果示粒细、红系增生活跃，比例、形态大致正常。基因筛查：*JAK2/V617F* 基因突变（－），*MPL* 基因突变（＋）。结合上述，我院考虑患者非肝硬化性门静脉高压症诊断明确，病因与原发性血小板增多症相关。

【治疗经过】

患者入院后经保肝，退黄，呋塞米 40 mg、每日 2 次联合螺内酯 80 mg、每日 2 次利尿治疗，肝功能好转，腹腔积液明显消退，2018 年 10 月 22 日复查血常规：WBC 8.69×10^9/L，RBC 3.73×10^{12}/L，HGB 100.0 g/L，PLT 394×10^9/L。肝功能：ALT 16.7 U/L，AST 14.8 U/L，TBIL 26.0 μmol/L，DBIL 11.8 μmol/L，ALB 38.1 g/L，γ-GT 48.3 U/L，ALP 82.0 U/L，TBA 14.2 μmol/L。凝血项：PT 16.4 s，APTT 39.4 s，PTA 57.0%，D-Dimer 63.0 μg/L。腹部 B 超：弥漫性肝病表现，脾大，门静脉栓子，腹腔积液少－中量。患者合并重度食管胃底静脉曲张，于 2018 年 10 月 19 日行一级预防食管静脉曲张套扎治疗术，过程顺利。原发性血小板增多症诊断明确后，该病变治疗方案应以阿司匹林抑制血小板聚集为中心，但患者食管胃底静脉重度曲张，肝功能基础异常，上述药物使用风险较高，且患者血栓病史超过 1 年，预计血栓再通概率不理想，结合患者目前内科保守治疗有效，经与患者家属详细沟通后，患者家属决定继续保守治疗观察。后患者病情稳定出院。

病例分析

　　门静脉高压症简称门脉高压症或门脉高压，是指在各种病因作用下，门静脉系统的血流受阻和（或）血流量增加、血管舒缩功能障碍，引起门静脉及其属支的压力持续增高，最终导致脾大、门腔侧支循环形成和开放及腹腔积液形成等三大临床表现。因此，门脉高压不是一种单一疾病，而是一组临床综合表现。从引起门脉高压的病变部位来考虑，门脉高压可以分为肝前型、肝内型和肝后型，其中肝前型门脉高压主要见于门静脉血栓形成、门静脉海绵样变性或先天性门静脉异常（多见于儿童）；肝内型门脉高压最为常见，又可进一步分为窦前性（如早期血吸虫性肝硬化及原发性胆汁性肝硬化）、窦性或混合性（如慢性肝炎后肝硬化）、窦后性（如 Budd-Chiari 综合征）；肝后型门脉高压常见于下腔静脉阻塞性疾病、缩窄性心包炎及严重心功能衰竭患者。就病因而言，慢性乙型肝炎后肝硬化是我国门脉高压的主要病因，而欧美国家则以酒精性肝硬化最为常见。

　　该患者的门脉高压症是由门静脉血栓形成伴海绵样变引发，进一步追查发现基础病为原发性血小板增多症（essential thrombocythemia，ET）。ET 是骨髓增生性疾病的一种，其特征是出血倾向及血栓形成，伴有脾大，常见于 40 岁以上患者。其年发生率大约为 22/10 万。ET 起病较缓慢，中位发病年龄为 68 岁，但病程较长，难以根治。ET 诊断标准采用 WHO

（2016年）诊断标准，符合4条主要标准或前3条主要标准和次要标准即可诊断ET。主要标准：①血小板计数持续 $\geqslant 450 \times 10^9/L$；②骨髓活检示巨核细胞高度增生，胞体大、核多分叶的成熟巨核细胞数量增多，粒系、红系无显著增生或左移，且网状纤维极少轻度（1级）增多；③不能满足BCR-ABL+慢性髓性白血病、真性红细胞增多症、原发性骨髓纤维化、骨髓增生异常综合征和其他髓系肿瘤的WHO诊断标准；④有 *JAK2*、*CALR* 或 *MPL* 基因突变。次要标准：有克隆性标志或无反应性血小板增多的证据。ET患者于10年内转化急性髓性白血病（acute myeloid leukemia，AML）或骨髓纤维化（myelofibrosis，MF）等骨髓增生性疾病的风险 < 1%。

发病机制：该病是一种与 *JAK2/V617F* 等基因突变有关的造血干细胞克隆性疾病，主要表现为血栓形成，少数出现胃肠道和颅内出血等。心血管疾病是导致ET患者死亡的主要原因。该病的发病机制不详，可能与巨核－血小板系生成的因子调节障碍有关。据相关文献报道，ET患者中有60%～65%患者存在 *JAK2/V617F* 基因突变，20%～25% *CALR* 基因突变和4% *MPLW515L/K* 基因突变。国内文献显示，*JAK2/V617F* 基因突变发生率为52.57%，*CALR* 基因突变发生率为7.51%，*MPL* 基因突变发生率为4.35%。上述三种基因突变难以解释全部血小板增多症患者致病的原因，还和其他遗传学的改变，包括DNA甲基化的改变和组蛋白结构的改变等基因突变、通路调节蛋白有关。ET治疗目的：预防和治疗血栓并发症。因此，现今治疗的选择主要是依据患者血栓风险分组来加以制定。血

小板计数应控制在 $< 600 \times 10^9/L$，理想目标值为 $< 400 \times 10^9/L$。总体来说无特效治疗方案。治疗上主要给予对症治疗，主要以抗血小板、预防血栓及其并发症、靶向治疗为主。

国内外研究均表明低危患者若无症状不需治疗，而低中危有症状患者则需积极治疗，在所有低风险的 ET 患者中，若无主要的禁忌证，推荐使用低剂量的阿司匹林（范围为 50 ～ 100 mg/d）。使用阿司匹林治疗的目的是降低 ET 患者的血栓事件发生概率，目前低剂量阿司匹林推荐用于有微血管症状的 ET 患者。值得注意的是，大量异常的血小板可吸附高分子量的 vWF（血管性血友病因子），可诱发获得性 vWD（血管性血友病）。因此，在使用阿司匹林治疗血小板 $> 1000 \times 10^9/L$ 的 ET 患者时，应注意排除获得性 vWD，防止出血的发生。羟基脲是降细胞治疗一线药物。对于阿司匹林难治的病例，可联合细胞减少性药物（羟基脲、阿那格雷和干扰素）等治疗。羟基脲能有效防治高风险 ET 患者的血栓形成。

该患者年龄较大，合并食管胃静脉重度曲张，PTA 低，凝血功能较差，消化道出血的风险较大，且血小板 $< 400 \times 10^9/L$，故未给予阿司匹林，而以控制腹腔积液、行内镜下食管静脉套扎术预防消化道出血为主。

对于原因不明的门脉高压症，通过经颈静脉肝穿是重要而安全的辅助诊断手段，而必要时骨髓活检也会为诊断提供重要线索。

病例点评

非肝硬化门静脉高压症病因少见且复杂，可能为门静脉系统或全身性疾病所致，该组疾病的特征为肝功能基本正常、肝静脉压力梯度正常或轻度升高、门脉高压症临床表现突出。这是一例典型的原发性血小板增多症引起的门脉血栓导致的肝外门静脉阻塞，病例诊治有以下几个要点：①患者临床表现为门脉高压症，即食管静脉重度曲张、大量腹腔积液，但肝功能基本正常，不难与肝硬化门脉高压症鉴别；②虽存在脾大，但没有脾功能亢进表现，血小板反而明显升高，影像学发现门静脉栓子，为寻找原发病提供了线索；③经颈静脉肝活检及 HVPG 测定是诊断非肝硬化门脉高压症的有效途径。

（闫一杰　范春蕾　李　磊）

参考文献

[1] 赵刚, 杨龙宝, 董蕾. 门静脉高压症的诊治现状 [J]. 中国医刊, 2017, 52（3）: 1-4.

[2] 顾萌萌, 赵艳红. 早前期原发性骨髓纤维化诊断的最新进展及其与原发性血小板增多症特点的比较 [J]. 中华老年多器官疾病杂志, 2019, 18（3）: 237-240.

[3] 王雪梅, 刘松山, 王译. 原发性血小板增多症中西医治疗进展 [J]. 世界最新医学信息文摘, 2019, 19（20）: 138-140.

笔记

病例 15 先天性肝纤维化合并门脉高压

病历摘要

【基本信息】

患者，女，36 岁，主因"发现脾大 2 年"入院。

现病史：患者于 2 年前体检时发现脾大，化验肝功能 ALT 正常，AST 45 U/L，无明显不适。3 个月前体检提示 ALT 57 U/L，GGT 73 U/L，ALP 正常。超声提示胆囊腺肌症，肝脏正常。自觉上腹部饱胀不适。进一步于北京某医院就诊，行超声提示肝右叶不均匀改变，胆囊壁增厚，脾大，右肾实性结节，错构瘤可能，腹腔积液少量。腹部核磁提示胆囊炎，胆囊内胆汁淤积，脾大，双肾多发囊肿，不除外小错构瘤。后分别于北京某医院及我院就诊，影像学检查提示脾大，胆囊炎，弥漫性肝病表现。胃镜提示食管静脉重度曲张。为进一步诊治入院。

既往史：平素体健，否认高血压、心脏病、糖尿病等病史。

【体格检查】

神志清，精神可，肝掌（–），蜘蛛痣（–），皮肤、巩膜未见黄染，心肺（–），腹软，压痛（–），反跳痛（–），肝、脾未触及，Murphy's 征（–），移动性浊音（–），双下肢无水肿。

【辅助检查】

尿便常规、胸透检查结果正常。

肝功能：ALT 46 U/L，AST 50 U/L，ALB 38 g/L，GGT 88 U/L，ALP 150 U/L。

血常规：WBC 4.28×10^9/L，HGB 124 g/L，PLT 134×10^9/L。

乙肝五项：HBsAb（＋）。

肿瘤标志物：AFP、AFP-L3%、CEA、CA19-9、CA12-5、CA72-4 均在正常范围。

肝脏弹性检测值：35.3 kPa。

胃镜：食管静脉曲张（重度），胃静脉曲张（GOV 1 型），门脉高压性胃病。

肝穿刺病理（图 15-1）：肝实质为弥漫性纤维化的汇管区形成的纤维隔不规则分隔，其间可见多数增生的小胆管，边缘带可见少数扩张的边缘胆管，有的腔内含胆汁，间质内炎症轻，边界齐。此外可见胆管微小错构瘤，被分隔的肝实质内炎症轻，窦细胞反应活跃。结合临床，考虑先天性肝纤维化可能。

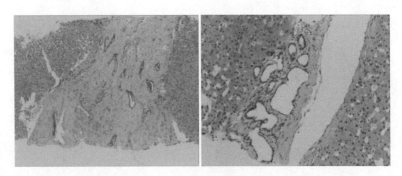

图 15-1　肝穿刺病理

【治疗经过】

入院诊断为肝硬化代偿期，食管静脉曲张（重度），胃静脉曲张（GOV 1 型），门脉高压性胃病，脾大，双肾多发囊肿。入院后完善检查，肝功能大致正常，病毒性肝炎标志物检测为阴性，自身抗体及肝抗原检测为阴性，腹部增强 CT 提示肝硬化，各叶比例失调，门静脉直径 10 mm，脾大，脾静脉 7 mm，侧支循环形成，肝内胆管轻度扩张，胆囊炎，胆囊结石，双肾囊肿。MRCP 提示胆管炎不除外，建议结合临床。行肝穿检查提示不除外先天性肝纤维化，胃镜提示食管静脉重度曲张，红色征阳性，胃静脉曲张（GOV 1 型），门脉高压性胃病。为防止食管静脉曲张破裂出血，于我院先后行三次食管静脉曲张硬化剂治疗，后复查食管静脉曲张程度减轻。后又于外院行腹腔镜下脾切除术及贲门周围血管结扎术，术后恢复可。此期间曾行基因检测提示 *PKHD1* 基因阳性，故考虑诊断为先天性肝纤维化伴门脉高压。

【最终诊断及诊断依据】

最终诊断：先天性肝纤维化；门静脉高压；食管胃底静脉曲张。

双肾多发囊肿；肝内胆管扩张；胆囊炎；胆囊结石。

诊断依据：患者为中青年女性，既往无肝病及肾病病史，因发现脾大就诊。化验肝功能轻度异常，GGT、ALP 升高，腹部 CT 及 MRI 提示胆管炎，双肾多发囊肿，有食管胃底静脉曲张等门脉高压表现，结合基因检测结果，考虑上述诊断。

【随访】

随访患者 2 年余，肝功能基本正常，胃镜提示食管静脉轻度曲张，肝弹性数值下降至 20 kPa，正常生活工作。

111

胃镜治疗前后对比见图 15-2，图 15-3。

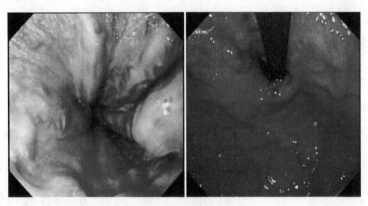

图 15-2　胃镜治疗前

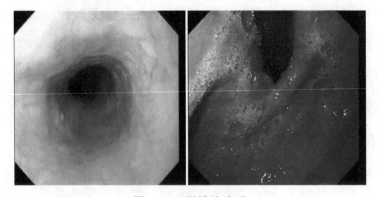

图 15-3　胃镜治疗后

病例分析

【诊断要点】

患者为中青年女性，以发现脾大起病，进一步检查提示门脉高压及侧支循环形成明显，肝脏硬度检测数值升高明显，但生化检查提示肝脏的合成及储备功能较好，无肝硬化常见的并发症如腹腔积液及肝性脑病等。CT 检查进一步发现肝内胆管扩张，双侧肾多发囊肿，MRCP 提示胆管炎可能，故考虑先天性肝纤维化可能，后行病理检查及基因检测证实此病。该病的治疗以治疗并发症为主，如控制胆系感染，对于肾衰竭患者给予透析，对门脉高压引起的食管静脉曲张行内镜下治疗，等等。此患者无肾功能不全，无反复发作的胆系感染，但食管静脉重度曲张，有出血风险。经内镜下治疗后食管曲张静脉减轻，为进一步减轻胃底曲张静脉而行腹腔镜下脾部分切除术及贲门周围血管离断术，术后复查胃镜静脉轻度曲张，出血风险明显降低。

【先天性肝纤维化与肝硬化关系】

先天性肝纤维化（congenital hepatic fibrosis，CHF）是一种常染色体隐性遗传性疾病，是纤维囊性疾病的一种，由编码纤维囊蛋白的常染色体隐性遗传多囊肾病基因突变，导致肝小叶间胆管纤维毁损的遗传性疾病。临床主要表现为门脉高压的相关症状体征，如消化道出血、肝脾大，以及胆管发育不全、进行性肝脏纤维化等。经病理可证实存在于门静脉周围的纤维化和不规则形状的胆管增生、扩张和畸形。不同于肝硬化的是，肝小叶通常是正常的，不形成假小叶，一般无肝细胞的结节型再生，属于一种纤维囊性疾病。其中也包括 Caroli 病、常染色体显性遗传性多囊肾病、常染色体隐性遗传性多囊肾病（autosomal recessive polycystic kidney disease，ARPKD）。

【先天性肝纤维化的主要临床表现】

CHF 的主要临床表现为门静脉高压症，合并肝内胆管扩张时，常有反复发作的上腹痛、黄疸、发热等表现。合并多囊肾者可出现尿毒症。肝性脑病和肝衰竭非常少见，肺动脉高压和血管分流也很少见。

【先天性肝纤维化的诊断和鉴别诊断】

CHF 的影像学特征包括：肝门静脉无狭窄或闭塞，部分可出现扩张，肝内门静脉分支减少、狭窄、受压，肝内胆管多发性扩张，肝脾增大，可合并有肝囊肿、肾囊肿。磁共振胰胆管造影对肝内胆管的炎症、扩张等表现显示得更为清晰。通过肝肾纤维囊性疾病病史、家族史、门静脉高压表现、腹部影像学检查发现肝肾多发囊肿，应用胆道 MRI 检查，以及肝脏病理和基因检测可明确诊断。

CHF 常误诊为肝硬化门静脉高压症，尤其在合并慢性肝炎病毒感染、饮酒、代谢综合征时。CHF 的临床表现为门脉高压较重，肝功能损伤相对较轻，必要时可借助肝穿刺病理检查。常与以下疾病相鉴别。

（1）自身免疫性肝硬化：女性多见，病毒学检测阴性，不同的类型可表现为反复转氨酶异常及胆红素升高，伴 GGT 升高。但自身抗体检测及免疫球蛋白检测有相应的特征性表现。

（2）遗传代谢性肝病：是指因基因突变引起的肝脏代谢障碍性疾病，包括铜代谢病、铁代谢异常、糖类代谢异常等。内科常见的三种遗传性肝病是 Wilson 病、血色病及 α_1- 抗胰蛋白酶缺乏症，可伴其他脏器的损伤，与此患者不符。

（3）布加综合征：又称肝静脉阻塞综合征，由各种原因引起的肝静脉及其开口以上的下腔静脉阻塞性病变导致的常伴有下腔静脉高压的肝后型门脉高压症。

【治疗方法的选择】

目前治疗主要是针对其并发症，与其他肝硬化并发症治疗相似。对于食管胃底静脉出血或有出血倾向的患者，可用内镜下治疗。对于不能耐受或者不宜行内镜下治疗或反复出血的患者，可考虑经颈静脉肝内门体分流术。对合并 Caroli 病且胆管炎反复发作的患者，除了用抗生素外，还可经内镜下逆行性胰胆管造影术行胆汁引流，严重者也可考虑部分肝脏切除。上述方法均不是根治方法，唯一能治愈 CHF 的方法是肝移植术。对于肝纤维化严重、肝脏严重失代偿、肝衰竭或出现频繁发作的胆管炎患者，可行肝移植术，同时存在肾脏损伤的，必要时可行肝肾联合移植。

🗒 病例点评

CHF 是一种少见的常染色体隐性遗传病，病程长短不一，是由胆管板畸形，即小叶间小胆管畸形引起的。其特点是肝纤维化、门脉高压，常伴有肾脏囊性疾病，多发于青少年，临床症状无特异性。影像学若同时出现脾大、食管胃底静脉曲张、相关胆系病变及肾脏异常，有助于 CHF 的诊断，肝活检是确诊的金标准。CHF 可以单独发生，也可能与 ARPKD、Caroli 病一起发生。当合并 ARPKD 时，表现为门静脉高压症和反流性胆管炎。有慢性胆道疾病的患者，存在发展成胆管癌的潜在风险。CHF 病理特征为没有肝脏炎症的肝纤维化，门静脉周围的纤维化和不规则形状的胆管增生、扩张和畸形，可见较致密的纤维间隔穿插包绕大致正常的肝实质。CHF 所引起的门静脉高压症主要表现为食管静脉曲张的形成和脾功能亢进，而肝脏的合成功能相对较好，肝衰竭很少发生，故食管胃底静脉曲张的治疗对患者意义较大。目前对 CHF 的治疗主要是针对其并发症，对于食管胃底静脉出血或有出血倾向的患者，可行内镜治疗及经颈静脉肝内门体分流术。对合并 Caroli 病及胆管炎反复发作的患者，可经内镜下逆行胰胆管造影进行胆汁引流，如能有效控制门静脉高压和感染，通常预后良好，否则肝移植为最终根治方法。

（吴燕京）

参考文献

[1] SHORBAGI A，BAYRAKTAR Y. Experience of a single center with congenital hepatic fibrosis：a review of the literature[J]. World J Gastroenterol，2010，16（6）：683-690.

[2] GUNAY-AYGUN M，FONT-MONTGOMERY E，LUKOSE L，et al. Characteristics of congenital hepatic fibrosis in a large cohort of patients with autosomal recessive polycystic kidney disease[J]. Gastroenterology，2013，144（1）：112-121.

[3] ARNON R，ROSENBERG H K，SUCHY F J. Caroli disease，Caroli syndrome，and congenital hepatic fibrosis[M] //Murray K F，LARSON A M. FIBROCYSTIC diseases of the liver. New York：Humana Press，2010：331-358.

病例 16　NASH 相关肝硬化合并 2 型糖尿病

病历摘要

【基本信息】

患者，女，56 岁，因"发现胃底静脉曲张 8 月余"于 2018 年 10 月入院。

现病史：患者于 8 个月前体检行胃镜检查时发现胃静脉孤立性曲张，无反酸、胃灼热、恶心呕吐、呕血黑便、腹胀腹痛、胸闷胸痛等不适。先后于北京两家医院就诊，血液检查除外乙肝、丙肝病毒感染，外院建议行肝穿刺检查，但患者未采纳。1 周前于社区医院复查发现转氨酶升高，为求进一步诊治来我院就诊。

既往史：否认肝炎病史及肝病家族史。否认输血史。否认酗酒史。对磺胺类药物过敏。否认高血压、冠心病病史。2 型糖尿病病史 10 年余，目前使用二甲双胍联合胰岛素治疗，血糖控制不佳，空腹血糖可达 10 mmol/L，餐后 2 小时血糖可达 16 mmol/L。

【体格检查】

体重 62 kg，身高 1.55 m，BMI 25.8 kg/m²，皮肤、巩膜无黄染，浅表淋巴结无肿大，肝掌（＋），蜘蛛痣（－），心肺查体无特殊，腹部饱满，腹软，无压痛、反跳痛，Murphy's 征（－），

117

肝肋下及边，质软，表面光滑，边缘锐利，脾脏肋下未触及，肝上界位于右锁骨中线第5肋间，移动性浊音（-），无下肢水肿。

【辅助检查】

肝功能：ALT 73 U/L，AST 80 U/L，TBIL 20 μmol/L，DBIL 6.7 μmol/L，γ-GT 173.2 U/L，ALP 80 U/L，TBA 14.2 μmol/L，CEH 6324 U/L。凝血项正常。血常规：WBC、RBC、NEU、LYN 正常，PLT $102×10^9$/L。糖化血红蛋白 9.8%。乙肝五项、甲肝、丙肝、戊肝抗体（-）。自身抗体：ANA、AMA、抗SSA、SSB、抗 ds-DNA、抗 Sm 抗体等均（-）。腹部超声：弥漫性肝病表现，脾大。肝弹性测定：E 46.4 kPa，CAP 301 dB/m。心脏超声：左室舒张功能减低。上腹部 MRI：肝硬化伴多发再生性结节形成，脾大，侧支循环形成，肝门部淋巴结轻度增大，反应性增生可能。胃镜：胃静脉曲张（IGV 1 型），门脉高压性胃病（重度）。肝穿刺活检（图 16-1）：镜下见宽窄不一的纤维分隔肝实质呈结节状，汇管区及纤维间隔内混合性细胞浸润，轻度界面炎，细胆管反应性增生，结节内肝细胞大泡性脂变（20%），可见多数气球样变肝细胞，部分可见 Mallory 小体，间隔周围肝细胞为著，肝实质散在点状坏死。免疫组化：HBsAg（-），HBcAg（-），CK7（胆管+），CK19（胆管+），MUM1（浆细胞+）。铁、铜染色（-）。病理诊断：考虑非酒精性脂肪性肝炎肝硬化。

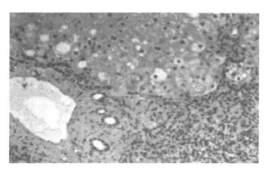

图 16-1　肝脏病理

【诊断及诊断依据】

诊断：非酒精性脂肪性肝炎肝硬化

胃静脉曲张（IGV 1 型）；门脉高压性胃病（重度）；2 型糖尿病。

诊断依据：患者为中老年女性，体重超重，糖尿病病史 10 年余，血糖控制不佳，无长期饮酒及服用致肝损伤药物史。化验提示肝酶升高，排除乙肝、丙肝等嗜肝病毒感染及免疫性疾病，影像学提示肝硬化、脾大，胃镜提示胃静脉曲张、门脉高压性胃病，肝脏病理结果支持 NASH 相关肝硬化。

【鉴别诊断】

需除外因过量饮酒所致酒精性肝硬化，乙型、丙型肝炎病毒感染导致的肝炎肝硬化，自身免疫性疾病相关肝硬化，遗传代谢性肝病，药物相关肝硬化等疾病。

【治疗经过】

保肝降酶，对症治疗；积极控制血糖，减重降脂。

病例分析

非酒精性脂肪性肝病（non-alcoholic fatty liver disease，NAFLD）是一种与胰岛素抵抗（insulin resistance，IR）和遗传易感性密切相关的代谢应激性肝损伤，疾病谱包括非酒精性肝脂肪变（non-alcoholic hepatic steatosis）、非酒精性脂肪性肝炎（nonalcoholic steatohepatitis，NASH）、肝硬化和肝细胞癌（hepatocellular carcinoma，HCC）。NAFLD 与代谢综合征（metabolic syndrome，MetS）、2 型糖尿病（type 2 diabetes mellitus，T2DM）、动脉硬化性心血管疾病及结直肠肿瘤等疾病密切相关，其成人患病率为 6.3% ～ 45%，其中 NASH 占 10% ～ 30%。约 40% NASH 患者发生肝纤维化进展，相较于 NAFLD，NASH 相关肝硬化及 HCC 的发生概率明显增加。年龄 > 50 岁、BMI ≥ 30 kg/m^2、高血压、2 型糖尿病、代谢综合征是 NASH 向肝硬化进展的高危因素。NAFLD 诊断标准可总结为：①无过量饮酒史（男性饮酒折合乙醇量 < 30 g/d，女性 < 20 g/d）；②排除其他可以导致脂肪肝的特定疾病；③肝脏组织病理学检查改变符合脂肪性肝病的病理学诊断标准。由于肝脏活检的侵入性和难以普遍实行性，临床实际工作中依靠影像学、肝酶异常且能排除导致脂肪肝的其他特定性疾病和（或）有代谢综合征相关表现可做出诊断。NAFLD 肝纤维化评估包括有创性和无创性评估。有创性评估多为组织病理学检查，进行 NAFLD 活动度积分和肝纤维化分期。无创性评估包括肝功能测定、超声及肝弹性测定、CT 及 MRI、由多个临床指标构

成的 NAFLD 纤维化评分等。NAFLD 的治疗方式包括：①改变生活方式，控制体质量及减小腰围；②改善 IR，纠正代谢紊乱；③适当使用保肝、抗感染药物；④个体化治疗肝硬化、肝癌等并发症；⑤终末期肝病可行肝移植治疗。

病例点评

　　NAFLD 已成为全球最常见的非病毒性慢性肝病，也是临床中隐源性肝硬化的最主要病因。对于排除常见原因且存在代谢综合征的肝硬化患者，应考虑 NAFLD 相关肝硬化的可能性。除肝组织活检外，影像学对 NAFLD 相关肝硬化也具有极为重要的诊断价值。除肝硬化及相关并发症的治疗外，应重视对高血压、高血脂、高血糖等代谢综合征的临床治疗。

（蔡妙甜　范春蕾　董培玲）

参考文献

[1] 中华医学会肝病学分会脂肪肝和酒精性肝病学组，中国医师协会脂肪性肝病专家委员会 . 非酒精性脂肪性肝病防治指南（2018 年更新版）[J]. 临床肝胆病杂志，2018，34（5）：947-957.

[2] 尹昕茹，陈东风，文良志 . 重视非酒精性脂肪性肝硬化的临床诊断和治疗 [J]. 重庆医学，2018，47（21）：7-9，14.

[3] 马振增，陆伦根 . 非酒精性脂肪性肝病与肝硬化[J]. 实用肝脏病杂志，2016，19（2）：135-138.

病例 17　肾病综合征继发门脉高压

病历摘要

【基本信息】

患者，男，17岁，主因"间断呕血、黑便1月余"入院。

现病史：1个月前患者无明显诱因出现呕血，为暗红色血液，伴柏油样大便，具体量不详，无头晕、黑蒙、出汗，无腹痛、发热。于当地医院对症止血治疗后出血被控制，赴北京某医院，完善检查提示门静脉及肠系膜上静脉血栓伴门脉海绵样变，脾大，肝脏形态欠规则，体积缩小，腹腔积液。住院期间再次出现黑便，胃镜示食管静脉重度曲张，行内镜下食管静脉曲张套扎术治疗，并予普萘洛尔10 mg、每日2次口服，病情稳定出院。为进一步治疗食管静脉曲张收入我院。自发病以来，精神、食欲可，睡眠无变化，小便正常，体重无明显变化。

既往史：15年前患肾病综合征，目前口服甲泼尼龙片40 mg，隔日1次。无肝炎接触史，无输血史。无外伤、手术史，否认过敏史。

【体格检查】

体温36.2 ℃，脉搏70次/分，呼吸15次/分，血压120/70 mmHg，神志清楚，慢性面容，贫血貌，肝掌、蜘蛛痣（－），皮肤、巩膜无黄染，心肺未见明显异常，腹平坦，无压

痛、反跳痛，肝肋下未触及，脾肋下 4 cm，质韧，Murphy's
征（－），移动性浊音（－），肠鸣音 4 次 / 分，双下肢无水肿，
踝阵挛（－），扑翼样震颤（－）。

【辅助检查】

血常规：WBC 4.04×10^9/L，HGB 88 g/L，PLT 93×10^9/L，
N% 60.9%。

肝功能：ALT 46.3 U/L，AST 26.4 U/L，TBIL 13.2 μmol/L，
ALB 37.1 g/L。

凝血项：PT 13.1 s，PTA 78%。

肝脏弹性检测：E 6.6 kPa，CAP 245 dB/m。

腹部超声：弥漫性肝病表现，脾大，门静脉、脾静脉增
宽，门静脉海绵样变，门静脉附壁栓子，胆囊壁水肿增厚，肝
右叶大片状高回声（建议随诊），目前未探及腹腔积液。

【诊断及诊断依据】

诊断：肾病综合征；门静脉血栓；门脉高压症；门脉海绵
样变；食管静脉曲张（重度）；胃底静脉曲张；门脉高压性胃
病；脾大脾功能亢进；肠系膜上静脉血栓。

诊断依据：患者为青少年男性，慢性病程，急性发病。既
往肾病综合征病史，血液高凝状态。间断呕血、黑便 1 月余，
胃镜可见食管胃底静脉曲张，腹部影像学示门静脉根部及肠系
膜上静脉血栓，伴门脉海绵样变，脾大。查体：慢性病容，肝
掌、蜘蛛痣（－），贫血貌，脾大，肋下 4 cm，质韧。化验血
小板减低，存在脾功能亢进，结合病史、症状、查体及辅助检
查，考虑上述诊断。

【治疗经过】

患者入院后予抑酸、降门脉压、对症治疗，给予患者多次内镜下食管静脉曲张硬化剂及套扎治疗、胃静脉曲张组织胶治疗。患者于 2019 年 1 月 29 日复查胃镜示食管静脉曲张（轻度），胃静脉曲张（GOV 1 型），门脉高压性胃病，再次行食管静脉曲张硬化剂治疗。经多次内镜下治疗后，患者目前食管胃底静脉曲张显著减轻，出血风险降低，病情稳定。

病例分析

【治疗方法的选择】

该患者为青少年男性，肾病综合征病史 15 年，因消化道出血进行诊治时，腹部 CT 提示门静脉及肠系膜上静脉血栓，伴门脉海绵样变。在对肾病综合征的综合治疗中，及时使用适当的抗凝治疗，对防治血栓形成有重要意义。但此患者情况已无法通过抗凝、溶栓等治疗解除门脉血栓，故采用内镜下治疗来降低出血风险。该患者在食管静脉曲张套扎术、硬化术及胃静脉曲张组织胶治疗后食管及胃静脉曲张明显减轻，未再出血，治疗效果满意。

【门静脉血栓的病因】

（1）肝硬化：门静脉血栓形成是肝硬化常见的并发症，肝脏功能失代偿时，不仅促凝因子的合成减少，抗凝因子的合成也相应减少。研究已经清楚地证明肝硬化与高凝状态（蛋白 C 水平降低和因子Ⅷ水平增加）有关。

（2）恶性肿瘤：腹部肿瘤，特别是结肠及胰腺的肿瘤，常伴有门静脉系统的高凝状态，可导致血栓形成。

（3）腹腔感染：在腹腔感染时，肠道细菌通过细菌移位进入血液、门静脉系统引起，如新生儿脐炎、急性阑尾炎、胆囊炎、胰腺炎等。

（4）腹部手术及外伤：各种腹腔的手术均可导致门静脉系统的血栓形成，特别是脾脏切除后最常见，与术后血小板增多及血液黏稠度升高有关。脾切术后门静脉血流量减少、门静脉压力下降加速了血栓形成。

（5）高凝状态的形成：如肾病综合征，由于小分子蛋白从尿中丢失，以及肝脏代偿合成蛋白增加，造成凝血因子的含量升高，抗凝因子的含量降低。肾病综合征患者存在的高胆固醇血症，可引起抗纤溶酶活性的代偿性增加，这些改变与血小板活化、血液黏滞度升高等因素共同作用，可引起血栓的形成。

（6）其他原因：包括原发性小静脉硬化、脾静脉或肠系膜静脉血栓的蔓延、长期服用避孕药物、红细胞增多症等。

【儿童期门静脉血栓与非肝硬化门静脉高压的关系】

门静脉血栓是儿童非肝硬化门静脉高压最常见的病因，可出现消化道出血、脾大、脾功能亢进和腹腔积液，常与高凝状态和局部血管损伤有关，与早产、先天畸形、血液系统疾病等有关，多采用保守治疗预防门静脉高压的并发症。若保守治疗效果欠佳，则采用介入治疗或外科手术。

【门静脉血栓及门脉高压的治疗】

（1）门静脉血栓的治疗：抗凝治疗是主要的治疗措施，

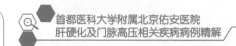
血栓的早期使用肝素抗凝治疗，可以出现广泛或完全的再通。近年来由于介入治疗水平的提高，也可进行介入下的溶栓等治疗。

（2）门静脉高压的治疗：治疗门静脉高压引起的食管静脉曲张破裂出血，若使用非选择性 β 受体阻滞剂可造成门静脉压力的下降，可能加重血栓的形成，故不推荐使用。治疗该病可采用内镜下套扎治疗、硬化剂治疗、组织黏合剂治疗等方法，也可考虑行经颈静脉肝内门体分流术。

病例点评

肾病综合征（nephrotic syndrome，NS）是儿童常见的肾脏疾病，主要表现为大量蛋白尿、低白蛋白血症、高胆固醇血症和水肿。高凝状态是 NS 特征性的病理生理状态之一，血栓是与高凝状态相关的严重并发症，影响患儿的预后，早期发现和预防至关重要。其中最常见的为肾静脉血栓形成，其次为下肢静脉血栓、下腔静脉血栓、肺栓塞等，肠系膜静脉、股静脉及眼静脉栓塞也有较多报道。在膜性肾病患者中，肾静脉血栓形成发生率高达 50%，在其他病理类型肾病患者中，其发生率为 5% ～ 6%，而门静脉栓塞相对少见，报道不多。

门静脉血栓是指门静脉主干、肠系膜上静脉、肠系膜下静脉或脾静脉的血栓，其形成原因和机制至今尚不清楚。临床上，门静脉血栓可分为原发性和继发性两种，原发性门静脉血栓形成多与血液高凝状态有关；继发性门静脉血栓形成则与肝硬化、肝脏恶性肿瘤、胰腺炎、腹膜炎、腹部手术等因素有关。

肾病综合征合并静脉栓塞发生的原因包括以下几个方面：①大量抗凝因子和纤溶酶原从尿中丢失，而肝脏代偿合成凝血因子、纤溶酶抑制因子及脂蛋白增加，血小板功能亢进，血管性血友病因子大量释放，促使血小板黏附在内皮细胞上；②肾脏释放炎性递质，激活补体，促进凝血；③利尿剂的使用造成循环血容量下降，血液浓缩；④糖皮质激素可增加血小板和凝血因子的活性，并使纤溶活性降低，削弱对已活化的凝血因子的吞噬清除作用。对于原发性肾病综合征患者，出现不明原因的腹痛、腹胀症状，或无法用其他原因解释的腹腔积液、肠梗阻、肠坏死等腹部症状时，应注意排除门静脉系统血栓形成可能；如高度怀疑原发性肾病综合征合并门静脉血栓形成，则应通过超声、CT 或血管减影造影等检查明确诊断。

肝外门静脉阻塞（extrahepatic portal vein obstruction，EHPVO）是由以下三种机制引起的：恶性肿瘤侵犯所致癌栓、恶性肿瘤导致门静脉狭窄和血栓形成。急性血栓形成后，如果没有再通，将导致门静脉管腔闭塞，门静脉侧支开放。这一过程称为门静脉海绵状变性，其结果是门静脉海绵状瘤，在急性血栓形成后的几个月内发展形成。由 EHPVO 所致的门脉高压临床表现中，脾大、血细胞计数减少、食管胃底静脉曲张或门静脉高压性胃病及门静脉系统性侧支开放常见，而上消化道出血相对少见。治疗则根据患者的临床表现、病情发展阶段、相应的指南进行，包括基础疾病的治疗、长期抗凝治疗，以及针对门静脉高压所致的食管胃底静脉曲张的治疗等。

本患者基础疾病诊断明确，已经接受了针对肾病综合征的治疗及抗凝治疗，来我院后接受了食管胃底静脉曲张的内镜下治疗，效果良好，病情稳定。

（武永乐　吴燕京　张世斌）

参考文献

[1] 管娜，姚勇，肖慧捷. 等. 儿童肾病综合征并发血栓 8 例分析 [J]. 中国循证儿科杂志，2011，6（4）：286-291.

[2] GERA D N，PATEL J，PATEL K，et al. Portal vein thrombosis：a rare complication of nephrotic syndrome[J]. Indian J Nephrol，2018，28（3）：236-239.

[3] PARK B S，PARK S，JIN K，et al. Nephrotic syndrome complicated with portal，splenic，and superior mesenteric vein thrombosis[J]. Kidney Res Clin Pract，2014，33（3）：161-164.

[4] 廖莹. 原发性肾病综合征合并门静脉血栓形成一例并文献复习 [J]. 中国全科医学，2013，16（9）：3270-3271.

[5] European Association for the Study of the Liver. EASL clinical practice guidelines：vascular diseases of the liver[J]. J Hepatol，2016，64（1）：179-202.

病例 18　肝硬化合并骨髓纤维化

病历摘要

【基本信息】

患者，女，61岁，主因"肝硬化11个月，呕血8小时"入院。

现病史：11个月前因胃部不适于北京某医院查胃镜提示：食管静脉曲张（中－重度）。腹部MRI：①肝硬化、脾大；②食管胃底静脉曲张及脾周静脉扩张。化验乙肝、丙肝标志物阴性，TBIL 53.18 μmol/L，转氨酶正常，无发热、呕血、黑便、下肢水肿、行为异常。临床诊断考虑为肝硬化、脾大、食管胃底静脉曲张。口服扶正化瘀胶囊、五酯胶囊治疗3个月，后改为复方鳖甲软肝片、大黄利胆胶囊1个月，7个月前出现腹胀，于北京另一家医院服用中草药治疗1个月，症状无缓解，4个月前患者因腹胀于我院就诊，完善相关检查。2017年4月11日行肝穿活检病理检查，结果回报：①小叶Ⅲ带肝板萎缩，符合静脉回流障碍；②肝窦内可见骨髓巨噬细胞，并见结节性再生性增生，建议结合临床，除外骨髓增生性疾病。免疫组化：HBsAg（－），HBcAg（－），CK7（胆管＋），CK19（胆管＋）。分子病理：CMV（－）。完善骨穿及骨髓活检，患者于某医院就诊，考虑骨髓纤维化可能性大，予干扰素及1,25羟基维生素 D_3 治疗。2017年4月22日开始口服普萘洛尔降门脉压力。8小时前患者无诱因出现呕血，量约200 mL，无头晕、心悸不

笔记

适，为进一步诊治于我院急诊就诊，急诊查 PTA 69.0%，TBIL 41.1 μmol/L，ALB 29.6 g/L，WBC 12.94×10^9/L，HGB 124.0 g/L，PLT 95.0×10^9/L。予降门脉压力、抑酸、止血、头孢唑肟抗感染治疗，为进一步诊治急诊以"肝硬化消化道出血"收入院。

既往史：平素健康状况良好。否认传染性疾病史。心律不齐、室性期前收缩 10 年。1 年前因白内障行人工晶体置入术。骨髓纤维化 3 个月。患者近 2 周出现前胸后背疼痛、四肢麻木，逐渐加重至双下肢不能走路，目前双下肢肌力降至 1 级，双上肢肌力降至 3 级，伴有言语不利、舌头麻木、饮水呛咳、呼吸困难。否认高血压病史。否认糖尿病病史。否认外伤史。否认手术史。否认性病史。对碘过敏，过敏症状及严重性不详。

【体格检查】

血压 117/71 mmHg，神志清楚，皮肤苍白，巩膜无黄染，双肺呼吸音粗，心率 100 次 / 分，心律齐，腹软，无压痛及反跳痛，肝、脾未触及，肝区无叩痛，移动性浊音可疑，双下肢无水肿。

【辅助检查】

血常规：WBC 12.02×10^9/L，RBC 3.98×10^{12}/L，HGB 97.0 g/L，PLT 63.0×10^9/L。凝血项：PTA 61.0%。术前病毒筛查：HBsAg 0.407（－），HBsAb ＜ 2.00（－），HBeAg 0.084（－），HBeAb 1.54（－），HBcAb 1.89（－），艾滋病毒抗体 HIV-PT 0.200（－），2 0.113（－），丙型肝炎抗体 Ⅱ 0.044（－）。EB+ 细小病毒抗体检测：抗 EB 病毒衣壳 -IgM（－），抗 EB 病

毒早期 -IgM（−），人细小病毒 B19 抗体 IgM（−），人细小病毒 B19 抗体 IgG（−）。巨细胞、EBV 病毒 DNA 测定：CMV-DNA ＜ 500 copies/mL，EB-DNA（血液）＜ 500 copies/mL。乳酸 1.34 mmol/L。血生化＋肝功能：ALT 8.6 U/L，AST 34.4 U/L，AST/ALT 4.0，TBIL 33.3 μmol/L，DBIL 11.4 μmol/L，DBIL / TBIL 0.34，TP 53.8 g/L，ALB 26.6 g/L，GLOB 27.2 g/L，ALB / GLOB 0.98，BUN 9.5 mmol/L，Cr 39.1 μmol/L，GFR 108.77 mL/（min•1.73 m²），二氧化碳结合力 23.6 mmol/L，钾 4.43 mmol/L，钠 135.6 mmol/L，氯 102.7 mmol/L，阴离子隙 9.3 mmol/L。血气分析＋离子分析＋血氧：PH 7.402，PCO_2 37.5 mmHg，PO_2 149.6 mmHg，BE–1.4 mmol/L。特种蛋白系列：Ig G 20.6 g/L，Ig A 2.34 g/L，Ig M 1.41 g/L，补体 C3 0.352 g/L，补体 C4 0.083 g/L，α_1- 酸性糖蛋白 0.506 g/L，α_2- 巨球蛋白 0.711 g/L，铜蓝蛋白 0.165 g/L，转铁蛋白 1.48 g/L，α_1- 抗胰蛋白酶 1.19 g/L，血 β_2- 微球蛋白 ＜ 0.07。肿瘤标志物（多系统筛查，女性）＋甲胎蛋白及异质体＋单个凝血因子活性定量：AFP 1.93 ng/mL，甲胎蛋白异质体 -L3 ＜ 0.605 ng/mL，甲胎蛋白异质体比率（−），CEA 1.63 ng/mL，CA 19-9 5.31 U/mL，CA 15-3 7.42 U/mL，CA 12-5 11.57 U/mL，CA 72-4 0.332 U/mL，神经元特异性烯醇化酶 28.71 ng/mL，非小细胞肺癌相关抗原 21-1 3.47 ng/mL，异常凝血酶原 542.0 mAU/mL，铁蛋白 39.73 ng/mL。抗核抗体谱（−）。自身抗体系列：ANA（＋）（1 : 100）胞浆颗粒、核颗粒，余抗体（−）。线粒体抗体 IgG（−）。肝抗原谱（−）。辅助性 T 细胞亚群 Th1、Th2 细胞检测（4 项）：T 淋巴细胞 / 淋巴细

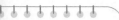

胞 85.28%，T 淋巴细胞（CD3）绝对数 536.0 个 /μL，CD8$^+$T 淋巴细胞 / 淋巴细胞 38.9%，CD8$^+$T 淋巴细胞 245.0 个 /μL，CD4$^+$T 淋巴细胞 / 淋巴细胞 44.96%，CD4$^+$T 淋巴细胞 283.0 个 /μL，淋巴细胞 629.0 个 /μL，CD4$^+$T 淋巴细胞 /CD8$^+$T 淋巴细胞 1.16。便常规、潜血试验 + 寄生虫：潜血试验（双联法）（+）。糖化血红蛋白 5.3%。24 小时尿蛋白定量及定性：24 小时尿微量总蛋白 0.14 g。

头部 MRI：①头颅 MRI 平扫未见明显异常；②副鼻窦炎（轻度）。床旁胸片：双下肺纹理增多。腹部超声：肝硬化，脾大，门静脉、脾静脉增宽，胆囊壁毛糙增厚，目前未探及腹腔积液和腹部胀气，超声结果仅供参考。腹 CT：肝脏炎性改变可能，腹膜炎不除外，请结合临床；肝硬化，脾大，侧支循环形成，肝左叶多发血管瘤，脾内多发血管瘤可能性大，右心膈角及腹膜后多发反应性淋巴结增生。

【诊断及诊断依据】

诊断：骨髓纤维化；门脉高压症；食管静脉重度曲张；胃静脉曲张；食管胃底静脉曲张破裂出血；脾功能亢进；低蛋白血症；腹腔积液，腹腔感染；肺部感染。

格林 – 巴利综合征（变异型）

诊断依据：患者为老年女性，门脉高压症、骨髓纤维化诊断明确，既往胃镜提示食管静脉重度曲张，此次因呕血入院，查体：肝病面容，贫血貌。化验血红蛋白较前下降，考虑食管胃底静脉曲张破裂出血可能性大。患者近 2 周进行性肌力、肌张力下降，伴对称性感觉障碍，考虑格林 – 巴利综合征（变异

132

型）。病理符合骨髓纤维化的髓外化生表现，因此考虑患者肝
硬化的原因可能为骨髓纤维化的髓外化生引发的肝小静脉血
栓，从而引起静脉回流障碍而导致肝硬化及门脉高压。

【治疗经过】

给予禁食水，降门脉压、抑酸、保肝、止血、抗感染等治
疗，请外院专家会诊该患者：患者为老年女性，亚急性起病，
以手足疼痛、进行性四肢无力、近两日出现轻度呼吸困难为主
要表现。病情重，无感染及特殊用药史，无原发病加重史，
无脑膜及脑实质受累的情况，无构音问题，大小便正常，无尿
失禁及便失禁等脊髓受累表现。查体：四肢躯干感觉障碍，肢
体末端为著，下肢重于上肢，下肢深感觉受累。腹壁反射及腱
反射消失，四肢肌张力下降。双上肢肌力 3 级，双下肢肌力 1
级。病理征阴性。虽然伸舌轻度左偏，但伸舌有力，其他颅
神经检查未发现异常。故考虑该患者是以深浅感觉神经及运动
神经受累为主要表现的"亚急性多发性神经根神经病"，目前
不考虑肝性脊髓病、药物及毒物所致的损伤，急重症所致的多
发性神经病也可除外。目前考虑为"格林－巴利综合征（变异
型）"。处理：①完善肌电图检查；②监测血氧，必要时给予
呼吸支持；③首选丙种球蛋白 400 mg/（kg·d），可用 3 ～ 5 天，
观察患者的表现；④给予维生素 B_1、维生素 B_{12} 等加强营养支
持。激素暂不考虑。患者病情危重，入我科后即转入 ICU 治
疗，予丙球蛋白、营养支持、营养神经等治疗，患者症状较前
好转，恢复良好，无活动性出血表现，肌力部分恢复，麻木及
下肢疼痛感减轻，后转回我科。患者肌力尚未完全恢复，暂不

行内镜治疗，3～6个月后视患者病情决定是否可行内镜治疗。

最后诊断：肝硬化失代偿期；食管静脉曲张（重度）；胃静脉曲张；消化道出血；食管胃底静脉曲张破裂出血；脾功能亢进；腹腔积液，腹腔感染；肺部感染；骨髓纤维化可能性大；格林－巴利综合征（变异型）。

病例分析

（1）骨髓纤维化：是一种病因不明的骨髓弥漫性纤维组织增生性疾病，常伴有髓外化生，主要发生在脾，其次是肝或淋巴结等，目前认为肝、脾、淋巴结的骨髓化生不是骨髓纤维化的代偿作用，而是骨髓增生性及疾病的特有表现，临床表现为脾显著增大，出现泪滴样红细胞，骨髓常出现干抽，骨髓活检可以证实纤维组织增生是该病的特点。也有合并肝硬化，只有肝及门静脉血栓形成，才导致肝脏回流障碍，引发门脉高压。本患者的肝硬化病因不明，首发的表现为门脉高压，食管静脉曲张破裂出血。病理结果：①小叶Ⅲ带肝板萎缩，符合静脉回流障碍；②肝窦内可见骨髓巨噬细胞，并见结节性再生性增生。病理符合骨髓纤维化的髓外化生表现，因此考虑患者肝硬化的原因可能为骨髓纤维化的髓外化生引发的肝小静脉血栓，从而引起静脉回流障碍而导致肝硬化及门脉高压。骨髓纤维化的临床表现为：发病多见于40岁以上，起病缓慢，起病常为不典型症状，包括乏力、体重下降、食欲减退等，常因脾大或肝硬化等其他疾病就诊，贫血及出血是该病的晚期表现，也有少数患者因高尿酸血症并发的疼痛及肾结石就诊。治疗包括：

贫血者使用丙酸睾丸酮肌内注射；溶血者可加用泼尼松，并可使用干扰素及 1, 25- 羟基维生素 D_3；顽固性溶血及门脉高压症者可考虑切脾。

（2）格林 – 巴利综合征（Guillain-Barre syndrome，GBS）：是常见的脊髓神经和周围神经的脱髓鞘病变，发病原因不清，多数患者发病前有巨细胞、EB 病毒或支原体等感染，部分患者病因不清，可能与免疫损伤有关。临床表现为进行性肢体肌力下降，基本对称，少数也可不对称，轻度为下肢无力，重度出现四肢瘫，腱反射减弱或消失，尤其是肢体远端腱反射消失明显，起病迅速，病情数天至 1 ～ 2 周达高峰，4 周后停止发展，稳定，进入恢复期，感觉障碍主诉较多，但客观检查相对较轻，可呈手套或袜套样感觉异常或无明显感觉障碍。临床分型包括纯运动型 GBS、感觉 GBS、多颅神经型 GBS、纯自主神经功能不全 GBS 等。

📋 病例点评

患者为老年女性，以门脉高压症为首发表现，经过一系列检查和仔细询问病史，排除了病毒性、自身免疫、酒精及非酒精脂肪肝、中毒等原因所致的肝硬化，病理明确为骨髓纤维化、肝脏髓外化生、肝内静脉回流障碍所致的门脉高压症。这是一例少见的非肝硬化性门脉高压症，患者还合并有神经系统疾病，经过抽丝剥茧层层深入，最后明确诊断，实属难得。

（李　琪　郑俊福　董培玲）

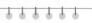
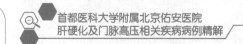
病例 19 肝硬化合并自发性真菌性腹膜炎

病历摘要

【基本信息】

患者，男，67 岁，主因"肝病史 10 年余，腹胀 1 个月，加重 1 周"入院。

现病史：10 年前于体检时发现乙肝表面标志物阳性（具体不详），无明显不适，未诊治。4 年前患者感肝区不适，就诊于我院门诊，完善腹部增强 CT 提示肝硬化，乙肝病毒核酸定量 4.85×10^6 IU/mL，肝功能异常，给予恩替卡韦口服治疗，定期复查 HBV-DNA 定量最低 7.44 IU/mL。2 年前患者自行停用抗病毒药物，并于北京某中医院接受中药治疗（具体成分不详）至本次入院。1 个月前患者稍感腹胀，伴有纳差，就诊于我院门诊完善相关检查，提示 ALT 81.8 U/L，AST 106.8 U/L，TBIL 31.3 μmol/L，ALB 30.7 g/L，肾功能正常，乙肝病毒核酸定量 1.76×10^6 IU/mL，腹部超声提示少量腹腔积液，给予口服恩替卡韦抗病毒及呋塞米 1 片 / 日、螺内酯 2 片 / 日，服药 1 周左右后患者腹胀好转，停用利尿药。1 周前患者自觉腹胀明显加重，无发热、腹痛等不适，现为进一步诊治收入院。自发病以来精神、食欲及睡眠可，小便量少，大便正常，体重无明显变化。

既往史：患者颈椎病史 10 年。否认其他系统疾病史。吸

烟史 30 年，日均吸烟量 8 支；否认饮酒史。否认家族史及遗
传性疾病史。

【体格检查】

神志清楚，精神可，肝掌（＋），未见蜘蛛痣，皮肤、巩
膜轻度黄染，未见淤点、淤斑，腹部高度膨隆，上腹部轻度压
痛，伴有反跳痛，肝脾触诊不满意，移动性浊音（＋），腹腔积
液大量，双下肢无水肿，神经系统（－）。

【辅助检查】

血常规：WBC $1.67×10^9$/L，HGB 105 g/L，PLT $42×10^9$/L，
N% 53.9%。

尿常规及便常规未见明显异常。

降钙素原＜ 0.05 ng/mL。

肝功能：ALT 103 U/L，AST 137 U/L，TBIL 19 μmol/L，
ALB 21.5 g/L，GGT 53 U/L，ALP 106.5 U/L，CHE 3945 U/L，
BUN 5.06 mmol/L，Cr 52.4 μmol/L，钾 3.47 mmol/L，钠 137
mmol/L，氯 104 mmol/L。

凝血功能：PT 15.3 s，PTA 63%。

腹部 B 超提示大量腹腔积液（2016-05-06）。

腹部增强 CT（2016-05-10）：肝硬化，脾大，侧支循环形
成，大量腹腔积液。

【诊断及诊断依据】

诊断：肝炎肝硬化失代偿期（乙型）；腹腔积液，腹腔感
染；脾大，脾功能亢进；低蛋白血症；侧支循环形成。

诊断依据：患者于 10 年前体检时发现乙肝表面标志物阳

性，4年前腹部影像学检查发现肝硬化，2年前开始间断出现腹腔积液，结合以上病史及患者查体、辅助检查考虑以上诊断明确。

【诊治经过】

入院后给予恩替卡韦抗病毒治疗，谷胱甘肽保肝治疗，补充 ALB 12.5 g/d，静脉输注呋塞米 20 mg/d 联合螺内酯 40 mg/d 口服利尿治疗，并于入院当天行腹腔穿刺放腹腔积液 3000 mL，腹腔积液化验结果回报：腹腔积液外观淡黄色微混浊，李凡他试验（＋），细胞总数 2.433×10^9/L，白细胞数 0.433×10^9/L，腹腔积液多核细胞数 0.022×10^9/L，腹腔积液 ALB 5 g/L。SAAG 16.5 g/L。腹腔积液鲎试验 41 pg/mL，腹腔积液厌氧细菌培养（－），腹腔积液需氧细菌培养（－），腹腔积液真菌培养（－）。结合患者腹部体征，考虑存在腹腔感染，给予头孢噻肟钠舒巴坦钠 3 g，每 12 小时 1 次，静脉点滴抗感染治疗，治疗过程中逐渐增加利尿剂剂量至呋塞米 80 mg/d，静脉注射，螺内酯 160 mg/d。但患者腹腔积液消退欠佳，腹部压痛及反跳痛未见明显改善。于入院第 14 天再次行腹腔穿刺并放腹腔积液 3000 mL，腹腔积液化验结果回报：腹腔积液外观淡红色微混浊，李凡他试验（＋），细胞总数 12.739×10^9/L，白细胞数 0.739×10^9/L，腹腔积液多核细胞数 0.038×10^9/L，腹腔积液白蛋白 11.6 g/L，SAAG 18.2 g/L。腹腔积液鲎试验 155.3 pg/mL，腹腔积液需氧、厌氧细菌培养（－），腹腔积液真菌培养（－），腹腔积液结核菌培养（－）。复查血常规：WBC 1.87×10^9/L，HGB 107 g/L，PLT 48×10^9/L，N% 56.9%，PCT ＜ 0.05 ng/mL。 进一步完善结核及真菌感染相关化验：TB-spot（－），PPD（－），血沉 21 mm/h，真菌（1-3）-B-D 葡聚糖 948.9 pg/mL，血鲎试验 500 pg/mL。两次腹腔积液常规均表现为细胞数明显增多，以单个核细胞数增多为主，考虑细菌感染可能性小，结核感染相关筛查均为阴性，真菌（1-3）-B-D 葡聚糖 948.9 pg/mL，遂在入院第 14 天停用头孢噻肟钠舒巴坦钠，给予氟康唑 0.2 g，每日 1 次静脉滴注，首剂加倍抗真菌治疗，疗程 4 周。氟康唑使用第 4 天时，腹腔积液明显消退，腹部压痛及反跳痛消失，B 超提示少量腹腔积液，真菌（1-3）-B-D 葡聚糖降至 10 pg/mL。继续氟康唑抗真菌治疗至疗程结束，期间患者腹腔积液消退良好，逐渐减少利尿剂剂量至呋塞米 40 mg，每日 1 次，口服；螺内酯 60 mg，每日 1 次，口服至出院。氟康唑用满 4 周后复查腹部增强 CT 仅微量腹腔积液，患者出院。

【随访】

患者出院后腹腔积液控制稳定，直至 5 个月后及 9 个月后患者腹腔积液量再次明显增多，症状体征及腹腔积液性质与本次相同，给予三代头孢菌素抗感染治疗 1 周效果不佳，结合真菌（1-3）-B-D 葡聚糖分别为 281.9 pg/mL 和 763.5 pg/mL，再次给予氟康唑抗真菌治疗，腹腔积液迅速消退，腹膜炎症状消失。期间复查患者肝肾功能稳定，疗程满 4 周患者腹腔积液消退出院。患者反复多次发生腹腔真菌感染，追问病史诉有脚癣，曾多次剪脚趾甲时不慎剪破皮肤。否认其他部位真菌感染病史。患者出院后于皮肤科就诊治愈脚癣。自 2017 年 3 月至 2019 年 4 月期间腹腔积液未复发。

病例分析

【诊断要点】

患者有乙肝病史多年，诊断肝硬化 4 年，此次以大量腹腔积液起病。入院后查体腹部存在压痛及反跳痛，检查血常规提示中性粒细胞百分比正常，降钙素原正常，白蛋白明显降低，符合肝硬化失代偿期诊断。腹腔积液化验细胞总数及白细胞数升高，符合腹腔感染诊断。但经头孢噻肟舒巴坦抗感染治疗无效，而真菌葡聚糖检测明显升高，停用抗生素，给予氟康唑治疗后，腹腔积液消退明显，腹部压痛及反跳痛消失，予抗真菌治疗 4 周后，腹腔积液基本消失，患者出院。患者在数月后，先后两次出现腹腔积液增加，入院完善检查，真菌葡聚糖明显升高，予抗真菌治疗后腹腔积液消退，腹腔感染消失。详细查体分析病情考虑，患者脚癣多年，常有局部皮肤破溃，由此可造成真菌的血行感染，而引起自发性真菌性腹膜炎。嘱患者治疗皮肤真菌感染及注意皮肤卫生后，随访 2 年患者未再出现症状。

【真菌性腹膜炎诊断】

真菌性腹膜炎诊断标准如下：直接镜检发现真菌孢子及菌丝，标本统一，连续培养不小于 2 次出现同一真菌，结合患者具体临床表现进行确诊。需要指出的是，念珠菌通常在培养基中生长迅速，但其他真菌可能需要几周时间。因此，对培养阴性的腹膜炎，也不应立即除外真菌性腹膜炎。

另可参考 2010 年国际腹膜透析协会指南制定的腹膜透析

相关性腹膜炎的诊断标准：①腹痛和（或）透出液混浊，伴/不伴发热；②腹透流出液白细胞计数 ≥ 100×10^6/L，多核细胞 ≥ 50%；③透出液培养阳性。满足以上 2 项即可诊断腹膜透析相关性腹膜炎。

【真菌性腹膜炎的治疗】

（1）氟康唑：一般情况下，白色念珠菌、近平滑念珠菌及酵母菌对氟康唑敏感，推荐用氟康唑每日 200 mg，治疗时间一般为 2 ～ 4 周。

（2）两性霉素 B：如果腹透液培养为克柔念珠菌或光滑念珠菌，则对氟康唑耐药，可选择两性霉素 B0.6 ～ 1.0 mg/（kg•d）。

（3）其他抗真菌药物：卡泊芬净，首剂 70 mg，维持每日 50 mg；伏立康唑，负荷剂量 400 mg，每日 2 次，服用 1 天后调整为维持治疗 200 mg，每日 2 次，疗程至少 2 ～ 4 周，直到所有的症状及体征均消失。

【真菌性腹膜炎的识别】

对于近期反复发生细菌性腹膜炎并长期大量使用抗生素、近期使用免疫抑制药物、营养不良的患者，应给予高度重视；或虽然腹膜透析液培养出细菌，但抗菌治疗效果差的患者，此时需要警惕真菌性腹膜炎的发生，应反复进行细菌及真菌的培养。

病例点评

腹腔积液（ascites）是失代偿期肝硬化患者常见且严重的

141

并发症之一，也是肝硬化自然病程进展的重要标志，一旦出现腹腔积液，1 年病死率约 15%，5 年病死率为 44% ～ 85%。因此，腹腔积液的防治一直是临床工作中常见的难点和研究的热点问题。

自发性细菌性腹膜炎（spontaneous bacterial peritonitis，SBP）是在肝硬化基础上发生的腹腔感染，是指无明确腹腔内病变来源（如肠穿孔、肠脓肿）的情况下发生的腹膜炎，是病原微生物侵入腹腔，造成明显损伤引起的感染性疾病，是肝硬化等终末期肝病患者的常见并发症（40% ～ 70%）。肝硬化 SBP 患者多数起病隐匿，临床表现多种多样，容易漏诊。约 1/3 的患者具有典型腹膜炎的症状与体征，表现为发热、腹痛或腹泻，腹部压痛和（或）反跳痛。大部分患者无典型的腹膜炎症状与体征，可表现为顽固型腹腔积液、休克、肝性脑病等。

近年来，对 SBP 的研究较多，但自发性真菌性腹膜炎（spontaneous fungal peritonitis，SFP）的研究及了解较少，目前国内外研究的数据提示肝硬化合并 SFP 的致死性较 SFP 更严重。由于使用抗生素治疗或预防 SBP 的发生，导致肠道菌群中的真菌过度生长，进而真菌易位进入腹腔而发生 SFP，因此增加了肝硬化患者发生真菌感染的风险。

关于肝硬化患者合并 SFP 的研究资料较少，虽然仅有个案研究可供参考，但仍然提示腹腔积液中真菌定植并非是终末期肝病的罕见并发症，近年来对 SFP 临床特征的研究越来越多。腹腔积液中多形核细胞计数（polymorphonuclear，PMN）≥ 250/mm^3 且腹腔积液中真菌培养为阳性者可确诊为 SFP。如

PMN ＜ 250/mm³，而腹腔积液真菌培养为阳性，可以诊断为真菌性腹腔积液。在自发性腹膜炎病例中，真菌培养的阳性率为 0 ～ 7.2%，最常见的致病真菌为白色念珠菌，其他还有光滑假丝酵母菌、克鲁斯假丝酵母菌、隐球菌、曲霉菌、青霉菌等。在 SPF 病例中发现存在 32% ～ 74% 混合感染，即细菌真菌共同定植。

近期关于肝硬化腹膜炎抗感染的指南未提及用于预防或抗真菌治疗的最佳用药，但提到了关于真菌性腹膜炎感染的治疗建议。建议棘白霉素类药物作为肝硬化合并 SFP 患者的一线治疗药物。氟康唑可用于不太严重的真菌感染，危重症肝硬化合并 SFP 的患者当病情稳定时，可把棘白霉素类药物降阶梯更换为氟康唑。

通常早期鉴别 SBP 和 SFP 不易，但如果在经验性应用抗生素 48 小时后，自发性腹膜炎的症状体征仍无改善，此时就需要继续送检腹腔积液和血培养，同时加用抗真菌药物或联合应用抗真菌药物和抗生素。

本患者在前期经验性应用抗生素的同时联合放腹腔积液治疗，但腹腔积液消退不理想，且腹腔积液常规检查提示细胞数上升、PMN 不高；结合患者真菌（1-3）-B-D 葡聚糖明显升高，考虑腹腔积液真菌感染的可能性存在，加用抗真菌药物后腹腔积液消退明显，治疗有效。后期进一步追问病史，患者存在脚癣且未系统治疗，经过进一步的皮肤科诊治，患者未再发生腹腔积液的真菌感染，也明确了其腹腔积液真菌感染的可能来源。

（曾庆环　吴燕京　张世斌）

参考文献

[1] 中华医学会肝病学分会. 肝硬化腹腔积液及相关并发症的诊疗指南 [J]. 中华肝脏病杂志，2017，25（9）：664-677.

[2] 曹凯淇. 肝硬化合并自发性细菌性腹膜炎与自发性真菌性腹膜炎的研究 [J]. 中国疗养医学，2018，27（10）：1033-1035.

[3] SHIZUMA T. Spontaneous bacterial and fungal peritonitis in patients with liver cirrhosis：a literature review[J]. World J Hepatol，2018，10（2）：254-266.

病例 20　乙肝肝硬化合并 Whipple 病

病历摘要

【基本信息】

患者，女，37岁，因"肝病史20年，反复便潜血阳性6年"入院。

现病史：20年前在体检时发现 HBsAg（＋）、HBeAg（＋）、HBcAb（＋），肝功能正常，未查 HBV-DNA 定量。无明显不适。未定期复查。6年前查 HBsAg（＋）、HBeAg（＋）、HBcAb（＋），HBV-DNA 定量（＋），5.2×10^6 IU/mL，服用拉米夫定 100 mg/d 抗病毒治疗，服用半年左右后病毒量小于检测值（100 IU/mL）。5年半前无明显诱因出现乏力、停经，遂至山东省某医院就诊，发现贫血，表现为 HGB 为 80 g/L 左右，遂至当地中医院开始服用中药（具体不详），停用了拉米夫定。服中药1个月左右，开始出现腹泻、黄水样便，后呈绿色水样便，大便潜血（＋）。停用中药，依然反复腹泻，共2年左右，大便每日3～4次，有里急后重感，间断去小诊所就诊，服用治疗消化不良及止泻药（具体不详），效果欠佳。5年前开始出现反复血便。在当地某医院住院治疗，诊断"肝炎肝硬化，腹腔积液"，查 HBV-DNA 定量（＋），并出现 *rtA181T* 耐药，开始服用恩替卡韦分散片 0.5 mg/d 联合阿德福韦酯 10 mg/d 抗病毒治疗，3个月后 HBV-DNA 定量（－），间断复查 HBV-DNA 定量均为（－）。

之后患者每 3 ～ 4 个月到医院随诊，化验大便潜血均为阳性。3 年前因"贫血"在北京某医院行骨髓穿刺检查提示"缺铁性贫血"。2 年前患者因腹泻在当地省级医院住院，当地医院考虑为"乳糜泻"，建议患者停止麦胶饮食，腹泻症状略有改善，但依然时有腹泻、黑便。2015 年 11 月患者于当地省级医院再次就诊，查血常规：WBC 2.15×10^9/L，RBC 4.34×10^9/L，HGB 68 g/L，PLT 143×10^9/L。肝功能：ALT 18 U/L，AST 20 U/L，TBIL 8.5 μmol/L，ALB 34.5 g/L。PT 12.70 s，PTA 68%。HBsAg（＋）、HBeAg（＋）、HBcAb（＋），HBV-DNA 1.59×10^2 IU/mL。抗核抗体＜ 1∶80，抗线粒体抗体＜ 1∶80，抗SSA抗体（－），抗SSB抗体（－）；抗中性粒细胞胞浆抗体（PR3）PR3-ANCA 1.86 U/mL，抗中性粒细胞胞浆抗体（MPO）MPO-ANCA 0.21 U/mL。大便常规：RBC（－）、WBC（－）、隐血（＋）。胃镜肠镜（2015-12-08）：空肠近端可见弥漫黏膜病变，黏膜充血水肿、粗糙，不规则增生，隆起，表面绒毛肥大，可见淡血性液体不断渗出，中、远段空肠未见明显异常。于十二指肠水平段活检 3 块，质软，易出血。可见食管下段静脉曲张。病理：肠镜显示十二指肠、回肠黏膜水肿伴慢性炎症。十二指肠活检肠黏膜慢性炎，部分区域腺体上皮增生。CT（2015-12-14）：肝脏形态欠规整，肝内胆管轻度扩张，胆囊不大，胆囊壁厚；胰腺正常；脾大，脾脏内可见点状低密度灶，边界清，无强化；胃壁及肠壁厚；肠系膜血管走行略呈螺旋状。患者反复腹泻、便血，并且出现重度贫血，近两年来伴随髋关节及骶髂关节疼痛，为进一步诊治收入我院。

既往史：否认高血压、糖尿病史。否认吸烟饮酒史。否认肝病家族史。否认肿瘤家族史。

【体格检查】

体温 36.4 ℃，血压 90/66 mmHg，脉搏 76 次 / 分，呼吸 19 次 / 分，神志清楚，皮肤苍白，巩膜无黄染，肺呼吸音正常，心率 80 次 / 分，心律齐，腹壁柔软，无压痛、反跳痛，肝脏、脾脏未触及，肝区无叩痛，移动性浊音（+），下肢无水肿。

【辅助检查】

入院后检查提示：WBC 2.65×10^9/L，HGB 54.0 g/L，PLT 146.0×10^9/L，N% 88.3%，LYMP% 6.0%；ALT 20.0 U/L，AST 18.2 U/L，TBIL 10.2 μmol/L，DBIL 2.3 μmol/L，ALB 23.7 g/L，Cr 50.7 μmol/L；PT 12.9 s，PTA 81.0%；HBsAg（+），HBsAb（-），HBeAg（-），HBeAb（-），HBcAb（+），HCV-Ab（-）；AFP 3.26 ng/mL，HBV-DNA ＜ 100 IU/mL；便常规：颜色呈褐色，潜血试验（+）。我院胃镜检查提示（图 20-1）：食管静脉重度曲张，门脉高压性胃病，十二指肠球后、降部及水平部黏膜粗糙，小肠黏膜可呈黄白色斑块、淡黄色粗糙颗粒或质脆易出血的红斑样外观，有少量渗血。行食管静脉曲张硬化剂治疗预防出血，并取十二指肠降部、水平部黏膜病理提示：十二指肠黏膜中度慢性炎症，可见小灶泡沫细胞聚集，固有层内可见致密的泡沫状巨噬细胞反应，PAS 染色强阳性，乳糜管扩张伴大量脂质沉积（图 20-2），考虑 Whipple 病。

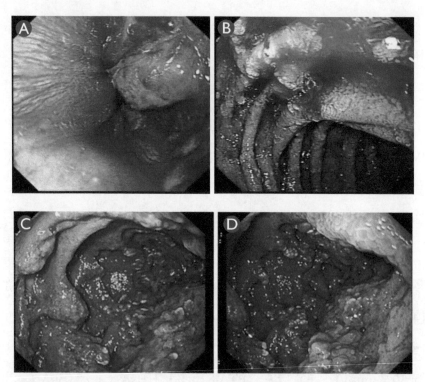

A.食管静脉重度曲张；B、C、D.十二指肠降部、水平部散在血性液体附着，黏膜粗糙呈桑葚样改变，充血、水肿明显。

图 20-1　胃镜检查

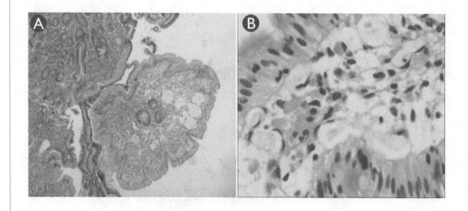

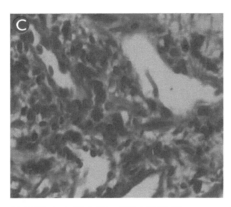

A. 小肠黏膜组织，部分绒毛显著水肿，淋巴管扩张；B、C. 淋巴管扩张，PAS
染色阳性。

图 20-2　十二指肠降部、水平部黏膜病理

【诊断及诊断依据】

诊断：Whipple 病；乙型肝炎肝硬化失代偿期；食管静脉曲张；食管静脉曲张硬化剂治疗术后；门脉高压性胃病；脾功能亢进；腹腔积液；贫血（失血性 + 营养不良性）。

诊断依据：患者为中青年女性，反复腹泻，黑便，营养不良，查体贫血貌，血红蛋白提示重度贫血，胃镜可见十二指肠降部、水平部黏膜粗糙呈桑葚样改变伴充血、水肿，病理提示淋巴管扩张，PAS 染色阳性，Whipple 病可能性大。乙肝丙肝感染，慢性肝病面容，腹部影像学提示肝硬化，胃镜提示食管静脉曲张、门脉高压性胃病，并行食管静脉曲张硬化剂治疗，移动性浊音阳性，腹腔积液诊断明确。重度贫血，反复黑便，进食差，营养不良，考虑失血性 + 营养不良性贫血。

【治疗经过】

头孢唑肟 2 g、每 12 小时 1 次，联合利福昔明 0.2 g、每日 4 次抗感染治疗。半月后患者腹泻症状好转，复查便潜血阴性，治疗有效，遂出院。患者出院后继续长期服用利福昔明，1年半后患者未再出血，2年半后复查胃镜：十二指肠球后上角至十二指肠降部局部黏膜粗糙较前明显缓解（图 20-3）。

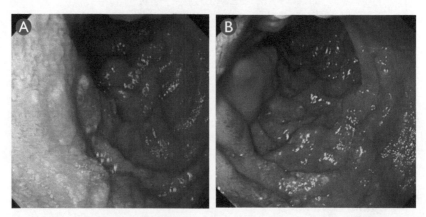

十二指肠降部、水平部黏膜粗糙呈桑葚样改变，充血、水肿明显好转。

图 20-3　复查胃镜结果

病例分析

Whipple 病又称肠道脂质代谢障碍，是一种由 T Whipple 菌（革兰阳性菌）感染引起的临床罕见的慢性复发性疾病，经粪 - 口途径传播，临床表现主要以腹泻、体重下降和吸收障碍等多种胃肠道症状为主，可伴有便血等肠道出血症状，病变主要位于十二指肠第一、二段及空肠，很少累及整个小肠，罕见累及结肠，该病可累及全身多个系统，如淋巴结、关节、肝、脾、心脏、肺、脑。①关节：50% 患者可出现关节症状，常出现在消化道和（或）其他症状之前，可持续数年，大多累及骶髂关节等大关节，表现为短暂的或复发的关节疼痛。②神经系统：10% ～ 50% 患者可累及中枢神经系统，Whipple 病的典型神经系统受累的表现为痴呆、核上性眼肌麻痹、肌阵挛频繁发生等，神经系统累及提示 Whipple 病预后不良，可出现在病程的晚期，也可出现在消化道症状之前或没有消化道症状的患者中。③心血管系统：尸检提示三层心膜中，至少有一层被累及，最常见的临床表现为感染性心内膜炎。④呼吸系统：多见于胸膜受累，临床表现为咳嗽、胸痛和呼吸困难，以咳嗽多见，30%～50% 患者出现此症状。⑤皮肤：30%～60% Whipple 病患者有黑皮病，表现为紫癜，但患者的血小板和功能均正常。病理特点：光镜下可见到黏膜固有层有 PAS 染色阳性的巨噬细胞浸润及淋巴管扩张。电镜检查：电镜下可见巨噬细胞内有杆状小棒状菌，即 Whipple 菌，其有三层膜，是确诊的金标准。在治疗上，四环素是最常用的抗生素，可以单独使用，也可以在青霉素、链霉素之后使用。一般 7～21 天后，大多数患者的临床症状会有明显改进，但中枢神经系统、心内膜、心包、肺受累时，需要的用药时间较长，重度中枢神经系统受累时，对抗生素治疗效果欠佳。但抗生素治疗后仍有复发的报道，有 8%～35% 患者在 1～4 年内复发，大部分复发的患者治疗时间不足 6 个月，因此正确的抗生素选择和合理的治疗时间是治疗的关键。

对于肝硬化等免疫力低下的患者，应警惕少见病原菌的感染。本例患者存在明确肝硬化病史，主诉为反复便血，由于患者存在明确肝硬化、食管静脉曲张及门脉高压性胃病病史，因此临床医师考虑出血原因时，容易单纯认为是肝硬化食管静脉曲张破裂出血，或门脉高压性胃病出血，因此在这类患者中，充分全面的胃肠镜检查十分必要。该病例患者既往曾多次行胃镜检查，在胃镜下，见到十二指肠球部及降部的弥漫性白化、白色绒毛样改变伴水肿，这种胃镜下表现是非特异性改变，通常未引起消化科医师的重视，应加强对这些非特异性改变的认识。该患者的确诊得益于病理的诊断，在病理光镜下见到黏膜固有层有 PAS 染色阳性的巨噬细胞浸润及淋巴管扩张，是该病的较为特征性表现，病理医师应加强认识，电镜检查是该病的确诊标准，但受到检查条件及标本条件的限制，电镜检查较难开展，因此在存在相应的临床表现及较为典型的病理改变时，应诊断此疾病。该病对抗生素治疗较为敏感，但需要长期服用抗生素，治疗时间较长，并且不及时治疗可能错过最佳治疗时机。在患者的诊疗过程中，患者反复就诊于当地医院，给予抗生素治疗后有所好转，但经常反复，与未充分认识该病，并未长期治疗有关。该病及时发现、及时诊治，预后良好。

病例点评

这是一个肝硬化合并 Whipple 病的罕见病例。该病例的诊治过程有以下两个亮点。

（1）诊断方面：患者主要表现为腹泻、贫血、黑便，有肝硬化的基础病且存在食管重度静脉曲张，很容易掩盖或遗漏 Whipple 病的诊断。内镜下发现少见的十二指肠黏膜改变：粗糙呈桑葚样改变，充血、水肿明显，局部黏膜少量渗血，经黏膜活检病理确诊为罕见的 Whipple 病。该病的诊断离不开临床医生开阔的临床思维、内镜医生和病理医生敏锐的洞察力。

（2）治疗方面：不经肠道吸收的抗生素利福昔明既可以治疗 T Whipple 菌感染，又能够预防肝硬化相关并发症，既安全又有效，起到"一箭双雕"的作用。

（王淑珍　郑俊福　李　磊）

参考文献

[1] 王真真，王镇涛，陈文明. Whipple 病 [J]. 临床荟萃，2003，18（9）：533-534.

[2] 刁晓君，陈春富. 神经系统 Whipple 病 1 例并文献复习 [J]. 山东大学学报（ 医学版），2015，53（10）：46-50.

[3] 汪余勤，陈颖伟，瞿春莹，等. 以腹泻为主的 Whipple 病 1 例报告及文献复习 [J]. 实用医学杂志，2010，26（19）：3562-3563.

病例21 继发性胆汁性肝硬化食管胃底静脉曲张破裂出血的治疗

病历摘要

【基本信息】

患者，女，61岁。主因"肝病史13年，呕血、黑便1周"入院。

现病史：患者于13年前无明显诱因出现厌油腻、纳差、进食减少至正常量的一半，轻度腹胀，进食油腻食物后右上腹隐痛，未诊治。12年前症状加重，就诊于当地医院，完善检查后诊断为胆囊结石、胆囊炎，行胆囊切除术，术中放置T管引流胆汁，4个月后拔除T管后患者出现皮肤、巩膜中度黄染，皮肤瘙痒，无发热、灰白便。再次就诊于当地医院，诊断为胆道狭窄，行胆道T管引流、空肠造瘘术，具体治疗不详，症状缓解出院。其后间断因胆道结石行胆道镜取石，11年前拔除T管。后间断出现发热，皮肤、巩膜黄染，偶有灰白便，在当地诊所对症输液治疗，症状可缓解。4年前再次出现皮肤、巩膜黄染在我院外科住院治疗，诊断肝内胆管多发结石，梗阻性黄疸，胆道高位梗阻，胆汁性肝硬化，行胆道探查术＋胆道整形术＋胆道镜取石术＋T管引流术，术中见大量肝内胆管结石，术后恢复良好，病情稳定。1周前无明显诱因出现频繁呕血、便血，具体量不详，无头晕、黑蒙、出汗，在当地医院住院治疗，考虑食管胃底静脉曲张破裂出血，予止血、对症治疗后出血控制，为进一步治疗就诊于我院。发病以来，患者精神、食欲、睡眠可，小便正常，大便如前所述，体重无明显变化。

既往史：12 年前患胆囊结石、胆囊炎，行胆囊切除术，4 年前因肝内胆管结石行胆道探查术 + 胆道整形术 + 胆道镜取石术 +T 管引流术。否认其他系统性疾病病史，否认吸烟、饮酒史。

【体格检查】

体温 36.5 ℃，血压 115/65 mmHg，心率 85 次 / 分，呼吸 18 次 / 分，神志清楚，慢性肝病面容，贫血貌，皮肤、巩膜无黄染，心、肺未见明显异常，腹平坦，无压痛、反跳痛，肝、脾肋下未触及，Murphy's 征（－），移动性浊音可疑，肠鸣音 6 次 / 分，双下肢无水肿。

【辅助检查】

血常规：WBC 2.53×10^9/L，RBC 1.8×10^9/L，HGB 50.0 g/L，PLT 53×10^9/L，N% 71.6%。肝功能：ALT 8.9 U/L，AST 34.0 U/L，TBIL 39.9 μmol/L，DBIL 22.0 μmol/L，GGT 53.8 U/L，ALP 122 U/L，ALB 20.8 g/L，Cr 41.8 μmol/L。

凝血项：PT 16.0 s，PTA 61%，INR 1.43，D-Dimer 443 μg/L。

HBsAg（－），丙肝抗体（－），自身抗体系列均（－）。

胃镜检查：食管静脉曲张(重度)，胃静脉曲张(IGV 1 型)。

腹部增强 CT+ 门静脉三维血管重建（2017-4-27）：①胆道高位梗阻，肝内胆管多发结石、胆管炎可能性大；②肝硬化，脾大，腹腔积液，侧支循环形成（胃底可见迂曲的血管影）；

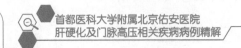

③双侧胸腔积液。

【诊断及诊断依据】

诊断：上消化道出血（食管胃底静脉曲张破裂出血可能性大）；继发性胆汁性肝硬化失代偿期；脾功能亢进；低蛋白血症；肝内胆管多发结石。

诊断依据：患者为老年女性，慢性病程，急性发病。既往 12 年前因胆囊结石行胆囊切除术，4 年前因肝内胆道多发结石，行胆道整形术＋胆道镜取石术，反复因胆道结石出现胆道梗阻性黄疸，导致肝硬化，此次因呕血入院，考虑食管胃底静脉曲张破裂出血可能性大，肝硬化分期为肝硬化 4 期失代偿期。查体：慢性病容，肝掌、蜘蛛痣（−），贫血貌，脾大，肋下 4 cm，质韧。血常规示血小板减低，存在脾功能亢进。结合病史、症状、查体及辅助检查，考虑上述诊断。

【治疗经过】

入院后暂禁食水，予保肝、退黄、降门脉压、抑酸、止血、对症支持等治疗，予红细胞悬液输注改善贫血，出血逐渐控制后，胃镜检查示食管静脉曲张（重度），胃静脉曲张（IGV 1 型）。外科会诊建议行肝移植治疗，患者拒绝。此后患者多次行内镜下胃静脉曲张组织胶治疗及食管静脉曲张硬化剂治疗，静脉曲张显著减轻，出血风险降低。特别强调的是，患者静脉曲张为胃底穹隆部孤立的静脉曲张，团块体积巨大，组织胶用量大，相关风险随之增大。

病例分析

【诊断要点】

患者为老年女性，12 年前因胆囊结石行胆囊切除，此后反复出现黄疸、皮肤瘙痒，影像学检查提示胆管结石，曾行胆道镜取石、T 管引流等多种治疗，效果不佳，症状反复发作持续约 8 年。后于我院外科手术治疗后，胆道梗阻及胆系感染得到控制，但随后出现消化道出血，完善检查后诊断为肝硬化，脾大，门脉高压。结合病史，考虑为既往长期的肝内胆汁淤积及胆管炎症引起的继发性胆汁性肝硬化。

【继发性胆汁性肝硬化的临床特点】

肝内胆管结石致胆管狭窄合并胆汁性肝硬化门静脉高压症（portal hypertension in secondary billary cirrhosis due to hepatolithiasis，PBCH）为继发性胆汁性肝硬化，是一种肝前型门静脉高压。因长期反复发作的胆管炎症和胆道梗阻，导致肝汇管区纤维组织增厚，炎性细胞浸润，纤维分隔形成，受新生肝组织小结节压迫，使门静脉管腔缩小，门脉血回流减少，导致门静脉高压形成；而肝胆管广泛狭窄、感染及胆汁淤滞，使肝细胞受损和再生，从而导致胆汁性肝硬化门脉高压症。

【继发性胆汁性肝硬化的治疗】

（1）胆道梗阻：如在疾病早期发现并诊断，经解除胆管狭窄、去除肝内胆管结石后，可终止肝脏的病理改变，肝硬化、门脉高压症也可呈现一定的缓解趋势。

（2）门静脉高压：在解除胆道梗阻后，胆汁性肝硬化合并

笔记

脾功能亢进患者有逆转趋势，因此，除非有严重脾功能亢进需行脾切除外，多数患者可予观察。而食管静脉曲张亦可在原发疾病得以治疗后缓解。

【治疗方法的选择】

患者在我院进行胆道镜取石、胆道整形等治疗后，胆道梗阻基本得到控制。但因其反复胆道梗阻，胆系感染发作时间较长，造成的肝细胞受损及再生，已经形成了肝硬化，虽然原发病得以控制，但肝硬化及相应的门脉高压难以恢复，表现为食管胃底静脉曲张及消化道出血。此种情况下，内镜下的食管胃底静脉曲张治疗具有创伤小、可重复进行直至静脉曲张消失等优点。经内镜下治疗多次后，患者的食管静脉曲张已消失，未再出现消化道出血。

病例点评

胆汁性肝硬化（biliary cirrhosis，BC）分为原发性胆汁性肝硬化（primary biliary cirrhosis，PBC）和继发性胆汁性肝硬化（secondary biliary cirrhosis，SBC）。PBC 发病机制尚不完全清楚，可能与自身免疫、感染和细胞病变有关。继发性胆汁性肝硬化多由肝外胆管长期梗阻所致，故又称肝外梗阻性胆汁性肝硬化。引起肝外胆管长期梗阻的各种疾病，如先天性肝外胆道闭塞或缺如、胆总管结石、胆囊切除术后胆管狭窄、胰头癌、壶腹癌及胰腺囊肿等，最后均可导致胆汁性肝硬化。肝外胆管梗阻时，梗阻上端的胆道由下而上地渐渐扩大迂曲，胆汁淤积，胆管内压力不断增高，肝内小胆管扩大而破裂，由于肝内血管受到扩大胆管的压迫及胆汁外渗，肝细胞发生缺血和坏死，纤维组织向胆管伸展，包围小叶，并散布于肝细胞间，最后形成肝硬化。

门静脉高压症是指由各种原因导致的门静脉系统压力升高所引起的一组临床综合征，其最常见病因为各种原因所致的肝硬化。门静脉高压症基础病理生理特征是门静脉系统血流受阻和（或）血流量增加，门静脉及其属支血管内静力压升高并伴侧支循环形成。临床主要表现为腹腔积液、食管胃底静脉曲张（gastroesophageal varices，GOV）、食管胃底静脉曲张破裂出血（esophagogastric variceal bleeding，EVB）和肝性脑病等，其中EVB病死率高，是最常见的消化系统急症之一。

IGV 发生率为 33% ～ 72.4%，2 年的出血发生率约为25%。尽管胃静脉曲张破裂出血在肝硬化静脉曲张出血中的比例并不多，占 15% ～ 30%，但具有较高的病死率，占45% ～ 55%。针对胃静脉曲张出血的防治研究较少，如何选择适宜的治疗方法一直是临床面临的难题。目前文献报道，预防与治疗肝硬化 IGV 出血的方法包括内镜治疗、非选择性 β 受体阻滞剂、TIPS 及外科手术。

我国 2015 版的《肝硬化门静脉高压食管胃底静脉曲张出血的防治指南》建议：内镜下组织胶治疗对 IGV 出血的一级和二级预防均适合。①内镜下组织胶治疗的适应证：胃静脉曲张；急诊可用于所有消化道静脉曲张出血，食管曲张静脉宜小剂量使用。②组织胶为 α - 氰基丙烯酸正丁酯或异丁酯，根据曲张静脉的容积选择注射剂量。疗程：一般注射 1 次，最好一次将曲张静脉闭塞，在曲张静脉栓堵效果不满意时可重复治疗，1～3 个月复查胃镜，可重复治疗直至胃曲张静脉闭塞。注射方法：于曲张静脉内注射，使用"三明治夹心法"，根据黏合剂性质采用聚桂醇、碘化油或高渗葡萄糖。

　　本患者胃镜检查提示胃底巨大孤立静脉曲张危重，最终选择内镜下组织胶治疗，经一次治疗后，曲张静脉完全闭塞，后续观察随着时间延长，逐渐脱胶，最终组织胶完全脱出，曲张静脉愈合。

（武永乐　吴燕京　张世斌）

参考文献

[1] 梁扩寰 . 肝脏病学 [M]. 2 版 . 北京：人民卫生出版社，2003.

[2] 周鹏，唐世刚，童明 . 肝内胆管结石切开取石术后继发性胆汁性肝硬化生化指标分析 [J]. 实用预防医学，2013，20（6）：738-739.

[3] 中华医学会肝病学分会，中华医学会消化病学分会，中华医学会消化内镜学分会 . 肝硬化门静脉高压食管胃底静脉曲张出血的防治指南 [J]. 中华内科杂志，2016，55（1）：57-72.

第四章
肝癌、肝硬化合并特殊食管静脉曲张的诊治及少见并发症

病例 22　肝硬化食管静脉曲张内镜联合 TIPS 治疗

病历摘要

【基本信息】

患者，男，42岁，主因"肝病史24年，呕血伴黑便2天"入院。

现病史：患者于24年前体检时发现乙肝标志物阳性，肝功能正常，无发热、食欲减退及皮肤、巩膜黄染等不适，未诊

治，未定期复查。10 年前因腹胀伴黑便于当地医院住院治疗，明确诊断为"乙型肝炎肝硬化失代偿期，食管静脉曲张破裂出血"，行食管静脉曲张套扎术治疗 1 次，术后病情平稳出院。出院后开始规律口服恩替卡韦抗病毒治疗至今。6 年前患者因脾大、脾功能亢进明显，行脾切除术。10 个月前患者无明显诱因再发黑便，伴头晕、黑蒙，于当地医院给予止血、抑酸等对症支持治疗，出血停止后出院。9 个月前患者于当地医院行食管静脉曲张套扎术＋胃静脉曲张组织胶治疗术。2 天前无明显诱因出现呕鲜红色血液伴柏油样便，于我院急诊就诊，化验示 HGB 42 g/L，给予抑酸、止血、降门脉压等对症支持治疗，患者仍有间断排黑便，为进一步治疗收入我科。

既往史、个人史、家族史无特殊。否认其他系统疾病史。否认吸烟史及饮酒史。否认肝病家族史、遗传性疾病家族史。

【体格检查】

神志清，精神差，贫血貌，结膜及甲床苍白，皮肤、巩膜无明显黄染，双肺呼吸音清，未闻及干、湿性啰音，心脏（−），腹部平软，可见已愈手术瘢痕，全腹无明显压痛及反跳痛，移动性浊音可疑（＋），双下肢无水肿，神经系统查体（−）。

【辅助检查】

血常规：WBC $8.22×10^9$/L，HGB 42 g/L，PLT $97×10^9$/L，N% 83.6%。

肝肾功能：ALT 18.9 U/L，AST 22.2 U/L，TBIL 16.1 μmol/L，DBIL 4.9 μmol/L，ALB 19.7 g/L，GGT 7.6 U/L，ALP 39 U/L，CHE 2352 U/L。

血生化：BUN 13.49 mmol/L，Cr 97.8 μmol/L，钾 4.23 mmol/L，钠 147.2 mmol/L，氯 109 mmol/L。

凝血功能：PT 14 s，PTA 71%。

乙肝五项：HBsAg、HBeAb、HBcAb（+）。

乙肝病毒核酸定量：< 100 IU/mL。

肿瘤标志物：AFP 1.62 ng/mL，CEA 2.37 ng/mL，CA 19-9 6.96 U/mL，CA 15-3 3.13 U/mL，CA 12-5 50 U/mL，CA 72-4 0.90 U/mL。

电子胃镜：食管静脉曲张重度，胃静脉曲张，胃静脉曲张组织胶治疗术后排胶状态。

【诊断及诊断依据】

诊断：肝炎肝硬化失代偿期（乙型）；食管静脉曲张破裂出血；食管静脉曲张（重度），食管静脉曲张套扎术后；胃静脉曲张，胃静脉曲张组织胶治疗术后；低蛋白血症；脾切除术后。

诊断依据：结合患者病史、查体及入院后检查考虑以上诊断明确。

【诊治经过】

患者入院后积极给予抑酸、止血、特利加压素降门脉压、扩容、输血对症支持治疗，患者仍反复排暗红色血便，次数多，总量大，遂于 2018 年 12 月 19 日行急诊内镜，镜下可见：食管重度静脉曲张，贲门口上方 9 点位置可见柱状喷血；胃静脉曲张，胃静脉曲张组织胶治疗术后排胶状态。予以食管静脉曲张硬化剂治疗术。术后第 1 天患者大便转黄，复查血红蛋白

163

54 g/L，考虑活动性出血停止，进流食。术后第 3 天晨起患者再次呕鲜血，量约 100 mL，随后排暗红色血便，量约 500 mL，生命体征平稳，急查血红蛋白 46 g/L，考虑食管静脉曲张破裂出血可能，给予积极抑酸、止血、特利加压素降门脉压、扩容、输血对症支持治疗，但患者仍间断排少量暗红色血便，反复尝试放置三腔二囊管，因进入门齿 40 cm 受阻，考虑硬化剂术后食管黏膜炎性水肿，患者反应过大，放弃，继续内科治疗。术后第 5 天患者再次出现排大量暗红色血便，量约 500 mL，考虑内科及内镜下治疗效果差，遂当日行急诊 TIPS 术治疗，术中门脉造影显示：门静脉增粗，直径约 1.3 cm，门静脉左支、右支及主干内可见充盈缺损影，呈"枯枝样"改变，符合门脉高压表现。术中测门脉压力 43 cmH$_2$O（输注奥曲肽过程中），门静脉与下腔静脉和右心房的压力差分别为 26.5 cmH$_2$O 和 40 cmH$_2$O。术后患者未再呕血，大便逐渐转黄，血红蛋白水平稳定，于 2019 年 1 月 3 日出院。

【随访】

患者出院后至今未再出现呕血及黑便，贫血改善，一般状况显著好转。2019 年 3 月 28 日于我院门诊复查腹部增强 CT，结果提示：① TIPS 术后改变，肝硬化，脾切除术后改变，副脾，侧支循环形成，肝内门脉栓子不除外；②胆囊炎。

病例分析

患者为中年男性，明确乙肝肝硬化病史，既往胃镜检查存

在食管胃底静脉曲张，并多次行胃镜下静脉曲张套扎、硬化剂
及组织胶治疗。此次再次因呕血、黑便入院，结合相关检查，
考虑上消化道出血，食管胃底静脉曲张破裂可能大。入院后
按相关治疗方案，给予静脉补液、输血、特利加压素降门静脉
压、质子泵抑制剂抑酸治疗，观察 48 小时止血效果欠佳，仍
有大量便血。患者生命体征尚稳定，意识清醒，可以配合胃镜
检查，故行急诊胃镜检查。内镜下可见：食管重度静脉曲张，
贲门口上方 9 点位置可见柱状喷血；胃静脉曲张组织胶治疗术
后排胶状态。胃镜检查结果证实入院时的初步诊断正确，但仍
有活动性出血提示内科药物治疗效果不好，内镜下予以曲张静
脉硬化剂止血治疗，治疗后观察活动性出血停止。术后 2 天病
情稳定，但术后第 3 天再次出现活动性消化道出血，考虑曲张
静脉再次破裂，多次尝试三腔二囊管压迫止血治疗，但未成
功。此时紧急止血的方法还有 TIPS 治疗，与患者及其家属沟
通后，同意 TIPS 治疗，故紧急予以 TIPS 治疗，术中造影发现
门静脉主干与左右分支均有充盈缺损，提示存在门脉栓子，这
是导致门静脉压力进一步增高的严重危险因素之一。术中测量
门静脉压力 43 cmH$_2$O，显著高于正常，这也说明了为什么之
前药物及内镜治疗效果欠佳。经过支架的顺利置入，再次测量
门静脉压力，迅速降低到 22 cmH$_2$O，术后消化道出血停止，
此后随访半年未再出血，提示 TIPS 术后有效降低了患者门脉
压力，预防了曲张静脉的频繁出血，改善了患者的生存质量。

食管胃底静脉曲张（gastroesophageal varices，GOV）、食
管胃底静脉曲张破裂出血（esophagogastric variceal bleeding，

EVB）是门脉高压症常见且严重的并发症。急性出血时，常规的治疗方法包括以下几种。①药物治疗：A. 恢复血容量治疗；B. 血管加压素及其类似物、生长抑素及其类似物；C. 质子泵抑制剂；D. 抗生素。②内镜下治疗：食管静脉曲张套扎术、硬化术，胃静脉曲张组织胶治疗术，自膨式覆膜食管金属支架（self-expandable esophageal metallic stent，SEMS）。③三腔二囊管压迫止血。④经颈静脉肝内门体分流术。⑤外科手术：分流术、断流术、肝脏移植术。目前的文献报道，内科药物治疗静脉曲张出血的止血率可以达到 80% 以上，对于药物治疗效果不好的患者，建议最好在 24 ～ 48 小时内采取其他措施。此患者进行了内镜下治疗，术中虽然有效止血，但术后 72 小时内再次出血，属于内镜下治疗后早期再出血，提示内镜治疗效果欠佳。门静脉血栓或癌栓是再出血的高危因素。对于药物及内镜下治疗失败的患者，如无禁忌最好在 72 小时内进行 TIPS 治疗。TIPS 的适应证：存在高风险治疗失败的患者，如 Child-Pugh C 级（＜ 14 分）或 B 级合并活动性出血的患者；食管静脉曲张大出血常规药物及内镜下治疗效果不佳；终末期肝病等待肝移植术期间静脉曲张出血等。此患者行三腔二囊管压迫失败，且不同意外科手术治疗，所以 TIPS 治疗是唯一的挽救治疗措施，经过 TIPS 治疗后门脉压力有效降低，出血得到有效控制。

病例点评

食管胃底静脉曲张伴破裂出血是肝硬化门脉高压症引起的

最严重并发症，如不能及时有效治疗，病死率高。目前以内科药物为基础联合内镜治疗的有效止血率超过 90%，但对于明确存在以下导致门脉压力异常增高的高危因素的患者往往预示上述治疗方法效果欠佳，需要及早考虑其他治疗手段：①肝脏相关血管堵塞，包括门静脉、肝静脉、下腔静脉、肠系膜上静脉堵塞，堵塞原因包括血栓或癌栓形成；②门静脉海绵样变性；③肝内血管交通支形成，包括肝内动门脉短路 / 动静脉短路。

　　门静脉压力对于食管胃底静脉曲张治疗方法的选择及疗效与预后的判断至关重要。肝静脉压力梯度（hepatic venous pressure gradient，HVPG）是目前公认的评判门静脉高压的金标准，HVPG ≥ 12 mmHg 是发生静脉曲张出血的高危因素，HVPG ≥ 20 mmHg 预示药物及内镜治疗的失败概率显著增加。所以，如能尽早进行 HVPG 测定，评估门脉压力情况，根据检测结果选择治疗方案，则可尽量少走弯路。

　　TIPS 是经颈静脉穿刺，在肝静脉和肝内门静脉分支之间创建一个减压通道降低门静脉高压的方法，达到与外科分流相同的效果。TIPS 优点是微创，但也可发生分流道再狭窄或闭塞、肝功能受损及肝性脑病。近年来聚四氟乙烯内膜支架应用于临床，明显降低了 TIPS 术后再狭窄及血栓形成的严重并发症发生率，临床应用有增加的趋势。

（曾庆环　李　鹏）

参考文献

[1] 中华医学会肝病学分会，中华医学会消化病学分会，中华医学会内镜学分会 . 肝

硬化门静脉高压食管胃底静脉曲张出血的防治指南 [J]. 临床肝胆病杂志，2016，32（2）：203-219.

[2] 中华医学会放射学分会介入学组. 经颈静脉肝内门体分流术专家共识 [J]. 临床肝胆病杂志，2017，33（7）：1218-1228.

[3] 张鑫彤，祁兴顺，罗剑钧，等 .《2016 年意大利经颈静脉肝内门体分流术技术、适应证及禁忌证管理共识》推荐意见 [J]. 临床肝胆病杂志，2017，33（3）：428-431.

笔记

病例 23　HVPG 指导下肝硬化导致食管胃底静脉曲张的治疗

病历摘要

【基本信息】

患者，女，67岁，主因"肝病史25年，左上腹胀疼2周"入院。

现病史：患者于25年前体检时发现乙肝标志物阳性，未诊治。19个月前体检发现肝硬化，予复方鳖甲软肝片规律服用6个月。16个月前无明显诱因出现间断便血7天，外院查结肠镜示结肠静脉曲张？结肠血管畸形？予药物治疗4天（具体不详），后未再便血，进一步于北京某医院查腹部CT示肝硬化，脾大，门静脉高压。胃镜示食管静脉曲张（重度）。结肠镜示结肠癌，直肠静脉曲张，结肠多发溃疡，结肠毛细血管扩张。结肠病理示炎性病变，未见明确恶性病变。诊断为"结肠溃疡，乙肝肝硬化失代偿期"。予止血、保肝、降门脉压等治疗，病情好转出院。此后仍有间断便血，于当地医院止血治疗，便血停止。入院2周前无明显诱因出现轻度腹胀，左上腹痛、胀痛。无消瘦、恶心、腹部包块、呕血。当地医院查胃镜示食管静脉曲张（重度），胃静脉曲张，门脉高压性胃病。为进一步诊治收入我院。

既往史：糖尿病病史13年，规律用药；对阿莫西林过敏；否认烟酒嗜好。

【体格检查】

血压 150/65 mmHg，心率 92 次 / 分，神志清，精神可，肝掌（＋），蜘蛛痣（－），皮肤、巩膜未见黄染，双肺呼吸音清，未闻及明显啰音，心音有力，心律齐，未触及病理性杂音，腹平坦，有压痛，无反跳痛，移动性浊音可疑（＋），双下肢无水肿，神经系统查体未见异常。

【辅助检查】

血常规（2017-09-19）：WBC 2.5×10^9/L，HGB 111.0 g/L，PLT 67.0×10^9/L，N% 60.4%。

肝肾功能（2017-09-19）：ALT 15.8 U/L，AST 30.6 U/L，TBIL 9.8 μmol/L，ALB 45.3 g/L，BUN 6.18 mmol/L，Cr 70.8 μmol/L，钾 3.28 mmol/L，钠 141.1 mmol/L。

凝血项（2017-09-19）：PTA 93.0%。

胃镜（2017-9-25）：PTA（重度），胃静脉曲张（GOV 1 型），门脉高压性胃病。

肠镜（2017-9-26）：门脉高压性肠病。

肠镜（2018-4-11）：门脉高压性肠病。

胃镜（2018-4-17）：食管静脉曲张（重度），胃静脉曲张（GOV 1 型），门脉高压性胃病。

胃镜（2018-12-11）：食管静脉曲张（重度），胃静脉曲张（GOV 1 型），门脉高压性胃病，食管静脉曲张套扎术（第一次，一级预防）。

胃镜（2018-12-25）：食管静脉曲张（中度），食管溃疡，胃静脉曲张（GOV 1 型），食管静脉曲张硬化剂治疗术（第一次，一级预防）。

腹部增强CT（2017-9-27）：肝硬化，脾大，侧支循环形成。

腹部增强 CT（2018-4-13）：①肝硬化，脾大，侧支循环形成；②肝脏局灶性灌注异常，动门脉分流可能性大；③肝囊肿。

腹部增强 CT（2018-12-12）：①肝硬化，脾大，侧支循环形成；②肝脏局灶性灌注异常，动门脉分流可能性大，较前（2018-4-13）无显著变化；③胆囊炎。

【诊断】

诊断：肝炎肝硬化失代偿期（乙型）；食管静脉曲张（重度）；胃静脉曲张（GOV 1 型）；直肠静脉曲张；腹腔积液；门脉高压性胃病；门脉高压性肠病；脾功能亢进；结肠溃疡；2 型糖尿病。

【治疗经过】

患者患有乙肝肝硬化，入院后完善胃镜（2017-9-25）检查提示食管静脉曲张重度，结肠镜（2017-9-26）检查提示门脉高压性肠病。2017 年 10 月 10 日行经颈静脉肝静脉压力梯度测定，测得肝静脉压力梯度（hepatic venous pressure gradient，HVPG）为 18 mmHg，加用盐酸阿罗洛尔片 10 mg、每日 2 次口服降低门脉压治疗，患者心室率稳定在 75 次 / 分左右。6 个月后复查胃镜（2018-4-17）示食管静脉曲张（重度），胃静脉曲张（GOV 1 型），门脉高压性胃病。肠镜（2018-4-11）示门脉高压性肠病。2018 年 4 月 12 日再次行经颈静脉肝静脉压力梯度测定，测得 HVPG 为 17 mmHg。8 个月后患者分别于 2018 年 12 月 11 日行胃镜下食管静脉曲张套扎术 1 次，2018 年 12 月 25 日行胃镜下食管静脉曲张硬化剂治疗术 1 次，术后未见明显并发症。

患者规律口服足量盐酸阿罗洛尔片 6 个月，监测 HVPG 无明显下降，胃镜食管静脉曲张无减轻，遂予食管静脉曲张套扎术 + 硬化剂治疗术以降低食管胃底静脉曲张出血风险。

【随访】

目前术后随访半年，患者未再出血，长期疗效待进一步随访。

病例分析

患者患有乙肝肝硬化，反复便血，完善胃肠镜检查示食管静脉曲张重度，门脉高压性肠病。出血原因考虑与门脉高压引起的食管静脉曲张破裂出血相关。尽管无创性测量门静脉压力的方法越来越多，但 HVPG 仍是目前公认的诊断门静脉高压的金标准。HVPG > 5 mmHg（正常 3 ~ 5 mmHg）认为存在门脉高压，HVPG > 10 mmHg 是发生静脉曲张、肝硬化失代偿的预测因子，对于 EVB 的患者 HVPG > 20 mmHg 是预后不良的有效预测因子。一般认为，HVPG 低于 12 mmHg 者不会发生静脉曲张出血。HVPG 较基线值下降超过 10%，认为治疗有效，再出血风险亦会显著下降。HVPG ≤ 12 mmHg 以下或较基线值下降 ≥ 10% 者（定义为 "HVPG 应答者"），不仅静脉曲张出血复发的机会减少，发生腹腔积液、肝性脑病和死亡的风险均会降低。本患者 HVPG 显著升高，为 18 mmHg，考虑使用非选择性 β 受体阻滞剂通过降低心排血量、收缩内脏血管发挥降低门静脉压力的作用，同时，通过减少细菌易位，可以减少腹腔积液、自发性细菌性腹膜炎的发生。给予盐酸阿罗洛尔片 10 mg、每日 2 次口服降低门脉压治疗 6 个月，复查胃镜食管静脉曲张仍为重度，复测 HVPG 下降不明显，为 17 mmHg。遂予盐酸阿罗洛尔片联合食管静脉曲张套扎术 + 硬化剂治疗术二级预防治疗。患者食管静脉曲张减轻，未再出血。

病例点评

肝硬化门脉高压是导致食管胃底静脉曲张并发生破裂出血的主要原因，HVPG 仍是目前公认的诊断门静脉高压的金标准，也是评价治疗效果的重要参考指标。HVPG ≥ 12 mmHg 是发生静脉曲张出血的高危因素。对于高危人群，口服非选择性 β 受体阻滞剂或内镜下食管胃底静脉曲套扎术（esophageal variceal ligation，EVL）治疗是目前指南推荐的一级预防治疗方法。非选择性 β 受体阻滞剂应答达标的标准：HVPG ≤ 12 mmHg 或较基线水平下降 ≥ 10%，若不能检测 HVPG 应答，则应使静息心率下降到基础心率的 75% 或静息心率达 50 ～ 60 次 / 分。若药物治疗存在禁忌或无应答，EVL 治疗则成为首选。内镜下硬化剂注射治疗（endoscopic injection of sclerotherapy，EIS）在一级预防治疗中的作用存在争议，但在无法实施 EVL 的情况下，也是一种选择。

（刘远志　李　鹏）

173

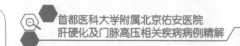

参考文献

[1] DE F R，FACULTY B V. Expanding consensus in portal hypertension：report of the Baveno Ⅵ Consensus Workshop：stratifying risk and individualizing care for portal hypertension[J]. J Hepatol，2015，63（3）：743-752.

[2] 中国门静脉高压诊断与监测研究组（CHESS），中华医学会消化病学分会微创介入协作组，中国医师协会介入医师分会急诊介入专业委员会，等. 中国肝静脉压力梯度临床应用专家共识（2018版）[J].临床肝胆病杂志，2018，34（12）：2526-2536.

[3] 中华医学会肝病学分会，中华医学会消化病学分会，中华医学会内镜学分会.肝硬化门静脉高压食管胃底静脉曲张出血的防治指南 [J]. 临床肝胆病杂志，2016，32（2）：203-219.

病例 24　肝癌门脉癌栓食管静脉曲张的内镜下治疗

病历摘要

【基本信息】

患者，男，55 岁，主因"肝病史 16 个月，呕血 1 小时"入院。

现病史：患者于 16 个月前无明显诱因出现中度腹胀。于我院住院查肝功能示 ALT 78.6 U/L，AST 77.9 U/L，TBIL 91.9 μmol/L。乙肝五项示 HBsAg、HBsAb、HBeAg、HBcAb（＋），乙肝病毒定量示 2.85×10^7 IU/mL。腹部 CT 示肝右叶多发结节型肝癌，肝硬化，腹腔积液，门脉及脾静脉增宽，侧支循环形成。诊断为"原发性肝癌，乙肝肝硬化"，行肝动脉导管化疗栓塞术 2 次及肝癌射频消融治疗 1 次，规律口服恩替卡韦分散片抗乙肝病毒治疗。入院 1 小时前（2013-7-4）无明显诱因出现呕暗红色血液伴血块，总共 2 次，总量约 200 mL，排柏油样黑便 1 次，量约 50 g，无头晕、心悸。

既往史：糖尿病病史 6 年，未用药，通过调整生活方式控制血糖。否认心脏病。否认其他非传染性疾病。否认外伤史。否认手术史。否认性病史。否认过敏史。糖尿病病史 8 月余，未用药，通过调整生活方式控制血糖。

【体格检查】

血压 100/70 mmHg，心率 94 次 / 分，神志清，精神弱，慢性病容，巩膜轻度黄染，双肺呼吸音清，未闻及干、湿性啰音，心律齐，各瓣膜听诊区未闻及器质性杂音，腹部软，无压痛、反跳痛，移动性浊音（+），双下肢无水肿。扑翼样震颤（−），踝阵挛（−）。

【辅助检查】

血常规（2013-07-04）：WBC 6.71×10^9/L，HGB 59.0 g/L，PLT 115.0×10^9/L，N% 79.8%。

肝功能（2013-07-04）：ALT 13.0 U/L，AST 25.7 U/L，TBIL 20.7 μmol/L，DBIL 2.2 μmol/L，ALB 27.0 g/L，BUN 6.36 mmol/L，Cr 73.1 μmol/L，钾 5.39 mmol/L，钠 136.1 mmol/L。

凝血项（2013-07-04）：PTA 67.0%。

胃镜（2013-7-19）：食管静脉曲张（重度），胃静脉曲张（GOV 2 型），门脉高压性胃病，胃溃疡，食管静脉曲张硬化剂治疗术（第一次）。

胃镜（2013-8-8）：食管静脉曲张（重度），胃静脉曲张（GOV 2 型），门脉高压性胃病，胃溃疡，食管静脉曲张硬化剂治疗术（第二次）。

胃镜（2013-9-13）：食管静脉曲张（轻度），胆汁反流性胃炎，门脉高压性胃病。

胃镜（2013-12-6）：食管静脉曲张（轻度），门脉高压性胃病。

胃镜（2014-5-6）：食管静脉曲张（轻度），门脉高压性胃病。

胃镜（2015-5-21）：食管静脉曲张（轻度），门脉高压性胃病（轻度）。

胃镜（2016-9-9）：食管静脉轻度曲张，门脉高压性胃病。

腹部增强CT（2013-6-25）：①肝癌介入及射频术后改变，未见残余灶或新发病灶；②肝硬化，脾大（栓塞术后改变），侧支循环形成，门静脉及脾静脉血栓（范围较前扩大）；③肝囊肿，胆囊结石。

腹部增强CT（2013-8-15）：①肝癌介入及射频术后复查，未见残余灶及新发灶；②肝硬化，脾大，脾栓塞术后，腹腔积液，侧支循环形成；③肝囊肿，门静脉、脾静脉及肠系膜上静脉栓子；④胆囊炎；⑤左侧胸腔积液。

腹部增强CT（2015-4-13）：①肝癌介入及射频术后改变，未见明确复发灶及新发灶；②肝硬化，脾大（脾栓塞术后），侧支循环形成，门脉海绵样变性，门静脉及肠系膜上静脉栓子；③肝囊肿。

【诊断】

原发性肝癌硬化型（Ⅲa期）；肝动脉导管化疗栓塞术后；肝癌射频消融术后；肝炎肝硬化失代偿期（乙型）；食管胃底静脉曲张破裂出血；2型糖尿病。

【治疗经过】

入院后行锁骨下静脉穿刺置管并建立静脉通路，经奥美拉唑10 mg/h泵入抑酸、奥曲肽50 μg/h泵入降门脉压、卡络磺钠止血、羟乙基淀粉氯化钠扩容、输注悬浮红细胞2 U、放置三腔二囊管并重物牵引等治疗，患者出血停止。患者此次出血前腹部增强 CT（2013-6-25）示肝癌，肝硬化，侧支循环形成，门静脉及脾静脉血栓（范围较前扩大），预判患者门脉压力巨大。2013 年 7 月 19 日及 2013 年 8 月 8 日行 2 次胃镜下食管静脉曲张硬化剂治疗。

【随访】

随访 3 年，患者未再出血，定期复查胃镜示食管静脉曲张由重度转为轻度，胃静脉曲张消失。3 年后因患者肝癌进展，未再复查胃镜。

病例分析

患者因原发性肝癌、门静脉及脾静脉广泛血栓、食管静脉曲张破裂出血入院，出血量较大。食管静脉曲张破裂出血是肝癌患者病死率较高的病因，目前治疗方法主要有药物治疗、胃镜下硬化剂和套扎治疗、经颈静脉肝内门体分流术、三腔二囊管压迫止血等。其中，药物治疗以降低门静脉压力药物为主，如生长抑素、特利加压素等，对于出血量较大的患者，难以迅速有效止血，可同时予三腔二囊管压迫治疗，但仅限于临时止血，无法降低再次出血风险和出血相关病死率。经颈静脉肝内门体分流术可明显降低门静脉压力，但术后肝性脑病的发生率较高，支架内狭窄及闭塞发生较多，严重影响患者预后。据报道经颈静脉肝内门体分流术后 3 个月内病死率为 23.6%，1 年内病死率达 40.3%。外科手术止血受患者一般情况影响较大，肝功能、心肺功能等较差的患者往往手术风险较大，且术后创伤的二次打击导致肝衰竭发生率较高。对于肝移植治疗，其肝源不易获得，价格昂贵，技术条件要求苛刻，极大地限制了其在临床的应用。食管胃底静脉曲张破裂出血是影响肝硬化基础上的肝癌患者预后的重要因素，内镜治疗是目前防治出血的主要策略，国内常作为一线治疗方案。其中胃镜下硬化剂治疗止血可靠、对肝功能影响小、并发症轻微，已广泛应用于食管静脉曲张破裂出血的止血治疗及预防出血治疗。但肝癌患者常存在门静脉血栓，可导致肝血流量降低，引起门脉高压，食管静脉曲张，即使行食管静脉曲张硬化治疗，但其门静脉高压依然存在，难以消除，故食管会再次出现静脉曲张。遂在内镜下食管静脉曲张硬化剂治疗前应和患者及其家属进行充分沟通，告知内镜下治疗后近期及远期再出血的风险。家属知情同意后为患者行 2 次胃镜下食管静脉曲张硬化剂治疗，随访 3 年，患者食管静脉曲张显著减轻，胃静脉曲张消失，随访期间未再出血，达到了非常满意的效果。

📋 病例点评

食管胃底静脉曲张伴破裂出血是肝硬化门脉高压症引起的最严重并发症，如不能及时有效治疗，病死率高。肝脏相关血管堵塞包括门静脉、肝静脉、下腔静脉、肠系膜上静脉血栓或癌栓形成，可以导致门静脉压力进一步增高，食管胃底静脉曲张破裂出血风险加大，且使胃镜下治疗的风险增高，疗效不确切。故对此类患者内镜下治疗往往不作为首选。本患者治疗难

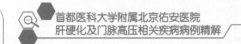

点在于患者为肝癌晚期，无手术及介入治疗门脉高压的机会。如再不行内镜下治疗，则再出血概率高，死亡风险大。此例患者经过内镜治疗，效果满意，提示为了挽救患者生命，在权衡利弊下，即使有一定风险也值得。

（刘远志　李　鹏）

参考文献

[1] ASCHA M，ABUQAYYAS S，HANOUEH I，et al. Predictors of mortality after transjugular portosystemic shunt[J].World J Hepatol，2016，8（11）：520-529.

[2] 巨伟，张博静，韩国宏. 经颈静脉肝内门体分流术治疗肝硬化顽固性腹腔积液的长期效果及预后因素分析 [J]. 临床肝胆病杂志，2016，32（8）：1529-1533.

[3] 中华医学会肝病学分会，中华医学会消化病学分会，中华医学会内镜学分会. 肝硬化门静脉高压食管胃底静脉曲张出血的防治指南 [J]. 临床肝胆病杂志，2016，32（2）：203-219.

病例 25　肝癌动门脉短路食管静脉曲张的内镜下治疗

病历摘要

【基本信息】

患者，男，39 岁，主因"肝病史 21 年，呕血 1 天"于 2018 年 1 月 2 日收住入院。

患者于入院 21 年前体检发现乙肝病毒标志物阳性，入院 3 年前诊断为肝硬化。入院 2 年前发现原发性肝癌，多次行肝动脉化疗栓塞术（transcatheter arterial chem otherapy and embolization，TACE）及肝癌消融治疗，并开始口服恩替卡韦抗病毒治疗。入院前 2 年出现多次上消化道出血，胃镜提示食管静脉重度曲张，胃静脉曲张（GOV 1 型），2017 年 4 月 6 日至 2018 年 6 月 30 日行 3 次胃镜下食管静脉曲张硬化剂治疗。否认饮酒史。

【体格检查】

体温 36.6 ℃，血压 15.3/10.0 kPa，心率 72 次 / 分，呼吸 18 次 / 分，神志清楚，精神一般，肝掌（－），蜘蛛痣（－），全身浅表淋巴结未触及肿大，面色晦暗，巩膜中度黄染，双肺呼吸音清，未闻及干、湿性啰音，心律齐，未闻及杂音，腹平坦，无压痛、反跳痛，肝肋下 18 cm 可触及，质韧，无触痛，脾肋下 5 cm 可触及，质韧，无触痛，Murphy's 征（－），移动性浊音（＋），双下肢无水肿，神经系统检查未见异常。

【辅助检查】

实验室检查（2015-1-2）：WBC $3.85 \times 10^9/L$，PLT $39 \times 10^9/L$，HGB 49 g/L，ALT 35.7 U/L，AST 206.4 U/L，TBIL 11.2 μmol/L，DBIL/TBIL 0.38，ALB 22.7 g/L，PTA 72%。

电子胃镜（2017-6-30）：食管静脉曲张硬化剂治疗术后，静脉曲张显著减轻，下段可见节段条索状静脉曲张，胃底未见静脉曲张，胃体黏膜呈"蛇皮样"改变；黏液池清亮，胃窦黏膜呈"花斑样"改变。检查结论：食管静脉轻度曲张，门脉高压性胃病。

【诊断及诊断依据】

诊断：肝炎肝硬化失代偿期（乙型）；食管静脉曲张，食管静脉曲张硬化剂治疗术后；门脉高压性胃病；腹腔积液；脾功能亢进；原发性肝癌；肝动脉导管介入术后；肝癌消融治疗术后；肺转移；腹腔淋巴结转移。

诊断依据：患者有乙肝病毒标志物阳性 21 年，入院 3 年前曾明确诊断为肝硬化。入院 2 年前发现原发性肝癌，多次行TACE 及肝癌消融治疗。其后出现上消化道出血，胃镜示食管静脉重度曲张，予以胃镜下食管静脉曲张硬化剂治疗 3 次。

【治疗经过】

患者因呕血入院，有明确乙肝肝硬化病史，入院发病前无腹痛，无酗酒、非甾体抗炎药物使用及各种应激可能，不考虑急性胃黏膜病变或溃疡等，考虑食管胃底静脉曲张破裂出血可能性大，予以扩容、输血、降门静脉压等治疗，患者出血停止。2017 年 6 月 30 日胃镜检查示食管静脉轻度曲张，无胃静脉曲张，这种情况下食管静脉曲张破裂出血可能性较小，推测可能出现食管静脉曲张再次加重。因变化时间短，结合患者肝癌病史，考虑出现肿瘤所致动门脉短路引起门脉压明显升高。患者合并原发性肝癌多发转移，一般情况欠佳，无外科手术及介入 TIPS 治疗指征，如为动门脉短路所致，因门脉压极高，胃镜下食管静脉曲张治疗亦存在较大风险且治疗效果不确定，与患者及其家属充分沟通后，于 2018 年 1 月 10 日行电子胃镜检查，镜下见食管静脉重度曲张及胃静脉曲张（GOV 1 型），随即予以食管静脉曲张硬化剂治疗。2018 年 3 月 23 日再次行胃镜下食管静脉曲张硬化剂治疗。2018 年 4 月 20 日复查胃镜示食管静脉曲张基本消失变平。

病例分析

　　患者为中青年男性，主因复查胃镜时发现食管胃底静脉曲张较前加重，为进一步诊治入院。患者既往有明确的慢性乙型肝炎病史，肝硬化诊断明确，有反复消化道出血病史及胃镜下食管静脉曲张硬化剂治疗史，且经过多次内镜下治疗，静脉曲张已经明显减轻。此次复查静脉曲张程度加重，常见的原因考虑几点：①肝脏相关血管堵塞，包括门静脉、肝静脉、下腔静脉、肠系膜上静脉堵塞，堵塞原因包括血栓或癌栓形成；②门静脉海绵样变性；③肝内血管交通支形成，包括肝内动门脉短路、动静脉短路。基于上述判断，进一步完善肝脏 CT 检查，发现肝内出现动门脉短路，引起门静脉压力增高，导致食管静脉曲张程度加重。此种情况下因患者食管静脉曲张程度重，随时有消化道大出血的风险，且存在肝内动门脉短路，提示可能为门静脉压力过高，一般认为消化内镜治疗风险大且疗效不确切，不作为首选治疗方式。此种情况下最好的方法是通过介入治疗封堵血管短路，以便降低门静脉压力，从而减轻食管静脉曲张程度，防止出血。但因患者于 1 年前发现肝脏肿瘤，多次行介入消融治疗，肝功能情况较差，肝内肿瘤病灶情况比较复杂，介入科医师会诊后考虑进行介入短路血管封堵风险大，不宜实施，且患者病情也无外科手术及 TIPS 治疗指征，故为了预防患者消化道大出血危及生命，只能考虑在胃镜下进行治疗。患者分两次进行了胃镜下食管静脉曲张硬化剂治疗，术后复查食管静脉曲张基本消失，效果很好。这种情况说明，虽然既往经验提示此种患者胃镜下治疗可能风险大、疗效不确切，但部分患者在严格的、规律的胃镜下治疗后，仍可能取得不错的结果，也为临床医生治疗此类棘手患者提供了更多选择方案。

食管胃底静脉曲张（gastroesophageal varices，GOV）、食管胃底静脉曲张破裂出血（esophagogastric variceal bleeding，EVB）是门脉高压症常见且严重的并发症。门静脉压力的增加，一方面是因为门静脉阻力（肝内及侧支循环）增加；另一方面为血容量增加所致。GOV 可见于约 50% 肝硬化患者，与肝病严重程度密切相关。EVB 年发生率为 5%～15%，6 周病死率可达 20%。未行预防治疗的 EVB 患者后期再出血率约为 60%，病死率达 33%，大部分发生在首次出血后 1～2 年。此患者既往有消化道出血病史，故治疗属于二级预防范畴。二级预防包括：①药物治疗，以非选择性 β 受体阻滞剂为主；②内镜下治疗，食管静脉曲张套扎术、硬化术，胃静脉曲张组织胶治疗术等；③经颈静脉肝内门体分流术；④外科手术，如分流术、断流术、肝脏移植术。具体方案的选择需要根据患者具体病情由多学科专业的医生会诊后给出合理的治疗方案。

病例点评

食管胃底静脉曲张是肝硬化门脉高压症的严重并发症，治疗方案的选择往往受限于患者个体病情的复杂程度而难以抉择。此患者有消化道出血病史且经过多次内镜下治疗后食管静脉曲张得到了有效控制，但复查时发现突然再次加重，此时找到静脉曲张加重的原因至关重要，只有明确原因，才可能采取最佳治疗方案。此患者治疗难点在于明确了原因却因病情所限不能采取最佳治疗方案，那么临床医生必须在非最佳治疗方案中进行抉择，为患者找到出路。这体现了医生的临床综合能力。

（熊　峰　李　鹏）

参考文献

[1] 中华医学会肝病学分会，中华医学会消化病学分会，中华医学会内镜学分会. 肝硬化门静脉高压食管胃底静脉曲张出血的防治指南 [J]. 临床肝胆病杂志，2016，32（2）：203-219.

[2] 刘桂勤，华静，沈加林. CT 门静脉血管成像预测肝硬化门静脉高压食管胃底静

脉曲张破裂出血价值 [J]. 中华实用诊断与治疗杂志，2015，29（4）：396-398.

[3] 张春清，李晶. 从 Baveno Ⅵ 共识看肝硬化食管胃底静脉曲张的个体化治疗 [J].
临床肝胆病杂志，2016，32（2）：242-244.

病例 26　肝硬化患者食管静脉曲张硬化剂治疗术后食管狭窄的治疗

📋 病历摘要

【基本信息】

患者，男，61 岁，主因"肝病史 7 年，呕血、黑便 1 天"入院。

现病史：患者于 7 年前无明显诱因出现腹胀，无发热、腹泻、双下肢水肿，逐渐加重，在我院住院治疗，HBV-M 示 HBsAg（+），HBeAb（+），HBcAb（+），HBV-DNA 4.4×10^2 IU/mL。腹部超声示肝硬化、腹腔积液。胃镜示食管静脉曲张（轻度），门脉高压性胃病。诊断乙型肝炎肝硬化失代偿期，腹腔积液。予恩替卡韦抗病毒治疗，以及保肝、利尿、对症治疗后病情好转出院。2 年前腹部超声示肝内结节性占位，完善检查后确诊为原发性肝癌，先后行肝动脉导管化疗栓塞术及射频消融治疗数次。术后定期复查未见复发灶及新发灶。1 天前无明显诱因患者出现呕血，为暗红色血液，共 2 次，总量约500 mL，无头晕、黑蒙、乏力、出汗，4 小时后排黑色稀便，共 3 次，总量约 400 mL，就诊于我院急诊，以"消化道出血"于 2011 年 10 月 10 日收入我科。自发病以来，患者精神、食欲、睡眠可，小便正常，近 1 天大便黑色，体重无明显变化。

既往史：37 年前因阑尾炎行阑尾切除手术，无输血史，对青霉素过敏，过敏症状及严重性不详。否认其他系统性疾病病史，否认吸烟、饮酒史，否认冶游史及静脉药瘾史，否认家族性遗传性疾病史。

【体格检查】

体温 36.2 ℃，血压 110/55 mmHg，心率 95 次 / 分，呼吸 19 次 / 分，神志清，慢性肝病面容，贫血貌，皮肤、巩膜无黄染，心肺未见明显异常，腹平坦，无压痛、反跳痛，肝、脾肋下未触及，Murphy's 征（－），移动性浊音（－），肠鸣音 6 次 / 分，双下肢无水肿。

【辅助检查】

血常规：WBC 4.69×10^9/L，RBC 2.49×10^{12}/L，HGB 80.0 g/L，PLT 44×10^9/L，N% 64.8%。

血生化：ALT 16.9 U/L，AST 17.0 U/L，TBIL 13.2 μmol/L，DBIL 2.8 μmol/L，GGT 15.4 U/L，ALP 102.8 U/L，ALB 42.4 g/L，Cr 60.9 μmol/L。

凝血项：PT 11.7 s，PTA 87.4%，INR 0.98，D-Dimer 210 μg/L。

【诊断及诊断依据】

诊断：肝炎肝硬化失代偿期（乙型）；食管胃底静脉曲张破裂出血；贫血（中度）；脾功能亢进；原发性肝癌，结节型Ⅰb 期；肝动脉导管化疗栓塞术后；肝癌射频消融术后。

诊断依据：患者为老年男性，慢性病程，急性发病。7 年前发现乙肝，腹部超声示肝硬化、腹腔积液，胃镜示食管静脉曲张（轻度），门脉高压性胃病，为肝硬化失代偿期，2 年前发现原发性肝癌，先后行肝动脉导管化疗栓塞术及射频消融治疗数次。此次因呕血、黑便入院，结合肝硬化、食管胃底静脉曲张病史，考虑食管胃底静脉曲张破裂出血。查体：慢性肝病面容，贫血貌，皮肤、巩膜无黄染，心肺未见明显异常，腹平坦，无压痛、反跳痛，肝、脾肋下未触及，Murphy's 征阴性，移动性浊音阴性。化验示中度贫血、血小板减低，存在脾功能亢进。结合病史、症状、查体和辅助检查，考虑上述诊断。

【治疗经过】

患者入院后暂禁食水，嘱其卧床休息，予降门脉压、抑酸、止血、对症治疗，出血逐渐控制。2011 年 10 月 13 日行胃镜示：食管静脉曲张（中度），胃静脉曲张，行内镜下食管静脉曲张硬化剂治疗术（第一次）。病情平稳出院。

2012 年 4 月 10 日复查胃镜示：食管静脉曲张（轻度），门脉高压性胃病。

2012 年 10 月 8 日复查胃镜示：食管静脉曲张（中度），门脉高压性胃病，十二指肠溃疡，行内镜下食管静脉曲张硬化剂治疗（第二次）。建议抑酸治疗，6 个月后复查。

2013 年 2 月 17 日复查胃镜示：食管静脉曲张基本消失变平，近贲门口处管腔狭窄，镜身通过顺利，诊断门脉高压性胃病，胃溃疡（多发，H1 期）。

之后患者每年复查一次胃镜均可见食管静脉曲张（轻度），门脉高压性胃病。

2016 年 11 月 25 日复查胃镜示：食管静脉曲张（中度），门脉高压性胃病，行内镜下食管静脉曲张硬化剂治疗（第三次）。

2017 年 4 月因出现进食哽噎感，行胃镜（2017-4-6）示食管狭窄。

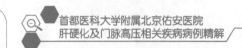

为缓解进食困难，分别于 2017 年 5 月 16 日、2017 年 5 月 19 日、2017 年 5 月 25 日行食管狭窄扩张术，共 3 次，术后进食哽噎减轻。

📋 病例分析

患者为老年男性，明确乙肝肝硬化病史多年，有消化道出血病史，经胃镜检查明确食管静脉曲张。此后规律进行多次胃镜下食管曲张静脉硬化剂治疗，曲张静脉逐步减轻至基本消失变平。经过胃镜治疗未再出现消化道出血，治疗有效。

患者多次治疗后出现进食哽噎，复查胃镜提示食管下段狭窄，考虑与多次胃镜下硬化剂治疗有关。硬化剂用于治疗食管静脉曲张破裂出血，其治疗机制为硬化剂注射入静脉后破坏血管内皮，引起白细胞浸润，形成血栓性静脉炎，纤维母细胞增生，1 周左右发生组织坏死形成溃疡，10 ～ 14 天出现肉芽组织，3 ～ 4 周发生纤维化，血管闭塞。故此患者于 EIS 术后 1 个月左右逐渐出现食管狭窄，与硬化剂注射 3 ～ 4 周后发生组织纤维化的治疗机制相符合。EIS 常见并发症有食管狭窄、穿孔、局部溃疡、出血、纵隔炎症、肺炎、血性胸腔积液和异位栓塞等。食管狭窄是硬化治疗较为严重的并发症，与多次食管硬化治疗造成局部组织坏死发生溃疡、黏膜修复后发生纤维化有关，发生率在 2.0% ～ 10.0%。

治疗食管贲门狭窄常用方法包括探条扩张术、球囊扩张术、激光、微波、氩气刀、热极、高频电刀、食管支架置入术及外科贲门切除与食管胃吻合术等手术治疗。临床最常用、最

笔记

安全的方法为球囊扩张术、食管覆膜支架置入术。球囊扩张术的优点是创伤较小、操作简便，一般需要在短期内反复多次（通常每次间隔 5 ～ 7 天）进行扩张，使狭窄部位逐步扩张至正常状态，并通过反复扩张巩固扩张后的效果，防止短期内再次出现局部粘连、纤维增生导致狭窄复发的情况，从而达到彻底缓解狭窄的治疗目的。此患者先后进行 3 次球囊扩张术，每次间隔 1 周左右，术后狭窄程度明显减轻，进食不适感消失。术后随访半年，进食正常，未见复发。

📋 病例点评

硬化剂治疗术是治疗肝硬化门脉高压导致的食管静脉曲张的最常见治疗方法之一，食管狭窄是常见并发症之一，但大部分发生食管狭窄的患者不影响进食，出现影响进食的严重食管狭窄的发生率在 1.0% 左右。导致术后狭窄原因有：①硬化剂注射量大、反复于食管下段贲门部注射，导致局部坏死造成食管黏膜屏障破坏、局部炎症刺激、胶原沉积及瘢痕挛缩；②硬化剂注射在黏膜下或注入固有肌层而使固有肌层发生萎缩，进而形成食管狭窄；③在同一平面注射组织胶或硬化剂量大、注射点多，形成环形狭窄；④低蛋白血症、贫血、营养状态差等导致溃疡不易愈合。为预防食管狭窄并发症发生，在治疗时应避免在同一个平面进行多点硬化剂注射，减少硬化剂注射的次数，硬化联合套扎治疗，避免每点注射硬化剂量过大，提高注射准确性，减少黏膜下注射，术前充分评估患者营养状态，术后加强营养支持，促进溃疡愈合。

（武永乐　李　鹏）

参考文献

[1] 中华医学会肝病学分会，中华医学会消化病学分会，中华医学会内镜学分会.肝硬化门静脉高压食管胃底静脉曲张出血的防治指南 [J].临床肝胆病杂志，2016，32（2）：203-219.

[2] 薛迪强，何晓霞，张玉玲，等.内镜下食管胃底静脉曲张硬化栓塞治疗所致贲门狭窄 2 例的处理及文献复习 [J].中华胃肠内镜电子杂志，2016，3（1）：41-44.

[3] 令狐恩强.食管胃底静脉曲张致上消化道出血患者的内镜下诊治 [J].中华消化病与影像杂志（电子版），2012，2（1）：1-3.

[4] 闫文姬，柴国君，杨云生，等.食管静脉曲张硬化治疗后食管发生狭窄的相关因素 [J].武警医学杂志，2012，23（5）：386-388.

病例 27　肝硬化患者食管静脉曲张硬化剂治疗术后食管穿孔的治疗

📋 病历摘要

【基本信息】

患者，男，74 岁，主因"肝病史 9 年，为行第 3 次食管静脉曲张硬化剂治疗术"入院。

现病史：9 年前体检发现乙肝表面抗原阳性，肝功能异常，腹部 B 超示肝硬化。间断保肝治疗 1 年余，监测肝功能反复异常。7 年前患者出现上消化道出血，完善胃镜检查示食管静脉曲张（重度，红色征阳性），胃静脉曲张（GOV 1 型），门脉高压性胃病（轻度）。腹部 CT 示肝硬化，脾大，少量腹腔积液，侧支循环形成。患者拒绝内镜下治疗及手术治疗，内科治疗后出血停止出院。5 年前再次出现上消化道出血，于 2012 年 2 月 21 日行脾切除＋门奇静脉断流术，术后 1 周复查 B 超提示门脉血栓形成，予尿激酶溶栓治疗，溶栓期间患者出现下肢疼痛肿胀，B 超示左下肢深静脉血栓形成，于北京某医院血管外科放置下腔静脉滤器，后监测病情稳定。1 个月前再次出现上消化道出血，于我院内科止血治疗后出血停止，完善胃镜检查示食管静脉曲张重度，红色征阳性，分别于 2018 年 1 月 3 日及 2018 年 1 月 25 日行胃镜下食管静脉曲张硬化剂治疗术各 1 次，此次为行第 3 次食管静脉曲张硬化剂治疗术入院。

既往史：糖尿病病史 21 年。饮酒史 40 年，每日 5 两，戒酒 9 年。

【体格检查】

血压 100/60 mmHg，心率 74 次 / 分，神志清，精神可，肝掌（+），皮肤、巩膜无黄染，双肺呼吸音清，左下肺呼吸音稍低，未闻及干、湿性啰音，心律齐，各瓣膜听诊区未闻及器质性杂音，腹部软，无压痛、反跳痛，移动性浊音可疑（+），双下肢无水肿，扑翼样震颤（−），踝阵挛（−）。

【辅助检查】

血常规（2018-02-24）：WBC 4.79×10^9/L，HGB 79 g/L，PLT 299×10^9/L，N% 49.2%。

肝肾功能（2018-02-24）：ALT 21.3 U/L，AST 25.4 U/L，TBIL 13.3 μmol/L，ALB 32.9 g/L，BUN 5.15 mmol/L，Cr 46.3 μmol/L，钾 3.75 mmol/L，钠 137.7 mmol/L。

凝血项（2018-02-24）：PTA 109%。

胃镜（2017-12-29）：食管静脉曲张（重度），门脉高压性胃病伴胆汁反流。

胃镜（2018-1-3）：食管静脉曲张（重度），食管静脉曲张硬化剂治疗术（第一次）。

胃镜（2018-1-25）：食管静脉曲张（重度），食管溃疡，胃静脉曲张（GOV 2 型），食管静脉曲张硬化剂治疗术（第二次）。

胃镜（2018-2-26）：食管静脉曲张（重度），门脉高压性胃病，食管静脉曲张硬化剂治疗术（第三次）。

胃镜（2018-3-8）：食管瘘（穿孔），放置空肠营养管。

胃镜（2018-4-24）：食管瘘。

胃镜（2018-5-7）：食管狭窄，食管瘘（已闭合）。

胸部CT（2018-3-6）：食管胸膜瘘可能，双侧胸腔积液。

胸部CT（2018-3-9）：食管胸膜瘘可能性大，双侧胸腔积液，右侧胸腔积液引流术后改变。

胸部CT（2018-3-28）：食管胸膜瘘复查，气体较前增多，右肺下叶膨胀不全伴炎症，双侧胸膜增厚、粘连。

胸部CT（2018-4-9）：食管胸膜瘘复查，右侧胸腔气体较前有所减少，右肺下叶局限性膨胀不全伴炎症，较前大致相仿，双侧胸腔少量积液（右侧包裹性，左侧游离性）；双侧胸膜增厚、粘连。

胸部CT（2018-5-4）：食管胸膜瘘复查，右侧胸腔气体较前稍减少，左侧胸腔积液较前减少，伴左下肺局限性膨胀不全，较前好转，右肺少量胸腔积液，右肺下叶局限性膨胀不全伴炎症，较前变化不大，双侧胸膜增厚。

胸部CT（2018-5-22）：食管胸膜瘘复查，右侧胸腔气体较前稍减少，右侧少量胸腔积液，右肺下叶炎症，较前好转。

【诊断】

肝硬化失代偿期（乙型＋酒精性）；食管胃底静脉曲张（重度），食管静脉曲张硬化剂治疗术后；门脉高压性胃病；门静脉、肠系膜上静脉、脾静脉栓子；腹腔积液；双侧胸腔积液；食管胸膜瘘；胸腔感染；腹腔镜下脾切除＋门奇静脉断流术后；下肢深静脉血栓形成；下肢深静脉滤器置入术后；2型糖尿病。

【治疗经过】

入院后患者于 2018 年 2 月 26 日行第 3 次胃镜下食管静脉曲张硬化剂治疗术，术后患者出现发热、右侧胸痛，胸部 CT 提示食管胸膜瘘可能，双侧胸腔积液。胃镜示食管瘘（穿孔）。给予比阿培南 0.3 g、每 12 小时 1 次联合奥硝唑 0.5 g、每 12 小时 1 次抗感染，超声引导下胸腔闭式引流及空肠营养管置入术，后引流出血性胸腔积液，积极补充肠内营养，患者体温逐渐正常，胸痛缓解，复查胸部 CT 示胸腔积液较前减少。2018 年 3 月 14 日于介入科拔除胸腔引流管，复查胃镜示食管胸膜瘘较前缩小。患者逐渐再次出现发热，体温最高 39 ℃，伴咳嗽、咳黄黏痰，痰培养 3 次回报有金黄色葡萄球菌，根据药敏试验结果予利奈唑胺 600 mg、每 12 小时 1 次抗感染治疗，患者仍发热，2018 年 4 月 18 日行 CT 引导下右侧脓胸穿刺引流术，术毕保留引流管 1 根，引流出淡红色混浊液体，应用甲硝唑冲洗脓腔治疗，穿刺液培养为金黄色葡萄球菌，予替考拉宁抗感染治疗，患者体温逐渐正常，脓胸脓腔逐渐缩小，2018 年 5 月 16 日拔除胸腔引流管。患者食管静脉曲张硬化剂治疗术后出现食管胸膜瘘，经充分引流，积极抗感染、营养支持、抑酸、控制血糖、对症等治疗 3 个月，患者感染症状消失，进食正常，瘘口闭合，痊愈出院。

【随访】

随访 1 年患者饮食正常，未再出现上消化道出血。

病例分析

　　患者乙型＋酒精性肝硬化，既往反复出现上消化道出血，曾行脾切除＋门奇静脉断流术，术后出现门脉血栓形成及左下肢深静脉血栓，但 6 年未再出现上消化道出血。近期再次出现上消化道出血，胃镜示食管静脉重度曲张，出血原因考虑食管静脉曲张破裂出血。食管胃底静脉曲张一旦破裂出血，非常凶猛，有的患者来医院路途中可能发生休克、死亡，因此必须采取有效措施紧急止血。目前由于三腔二囊管止血效率低、维持时间短及患者比较痛苦、再出血率高，故应用率不高。外科手术多为择期手术治疗，肝硬化患者在术前住院期间及术中出血率高，加重了患者肝脏负担及经济压力。而介入微创经颈静脉肝内门 – 体分流术通过建立肝内门静脉与肝静脉之间的分流通道，从而降低门静脉压力，控制食管胃底静脉曲张破裂出血，多为择期治疗，需要较高技术水平，且术后发生肝性脑病率高。随着消化内镜技术的迅速发展，内镜下食管静脉硬化术、套扎术和组织胶治疗成了当前食管胃破裂出血的首选方法，止血成功率高。患者已行 2 次胃镜下食管静脉曲张硬化剂治疗术，此次住院行第 3 次胃镜下食管静脉曲张硬化剂治疗术，术后出现食管胸膜瘘。予禁食水、加强抑酸、放置空肠营养管加强营养支持、抗生素升级、控制血糖、超声引导下右侧胸腔积液穿刺引流治疗，患者胸膜瘘逐渐愈合，食管静脉曲张亦消失。

　　食管静脉曲张硬化剂治疗术后并发食管胸膜瘘发病率并不高，但病情凶险。该病例提醒我们内镜下治疗食管胃底静脉曲张虽然简便、安全、有效，但作为有创操作获益与风险并存，术前需做好充分准备及沟通；操作需按相关指南、共识进行并结合具体情况；多科室密切配合；术后并发症处理要做到早期禁食水、放置空肠营养管、肠内外营养支持，必要时行支架置入及外科手术治疗。

📋 病例点评

内镜下硬化治疗术是目前食管静脉曲张破裂出血的急诊止血和预防再出血的有效方法之一。EIS 可发生相应并发症如食管狭窄、穿孔、出血、纵隔炎、胸腔积液和异位栓塞等。EIS 并发食管胸膜瘘并不多见，一旦发生，病情凶险、死亡率高。一般高龄、合并糖尿病、营养状态差、连续多次治疗者，发生食管胸膜瘘风险增高，需要谨慎对待。食管胃底静脉曲张患者术后出现呼吸困难、胸闷、剧烈胸痛等情况需行胸部 CT、血管 CTA、胃镜等影像学检查排除食管穿孔，出现相应症状后应密切观察患者情况，应尽早发现，尽早治疗。

（刘远志　李　鹏）

参考文献

[1] 刘博, 刘迎娣, 孙国辉, 等 . 肝癌合并食管胃底静脉曲张破裂出血的内镜治疗 [J].
　　中华消化内镜杂志, 2017, 34（1）: 49-51.

[2] 中华医学会肝病学分会, 中华医学会消化病学分会, 中华医学会内镜学分会.
　　肝硬化门静脉高压食管胃底静脉曲张出血的防治指南 [J]. 临床肝胆病杂志,
　　2016, 32（2）: 203-219.

[3] 肖勇, 陈明锴, 刘军, 等 . 内镜下硬化剂注射术致纵隔相关并发症的临床特征 [J].
　　中国内镜杂志, 2017, 32（2）: 103-106.

第五章
肝癌、肝硬化合并胆道系统疾病的内镜下治疗

病例 28　肝癌侵犯胆管合并急性胰腺炎的急诊内镜综合治疗

病历摘要

【基本信息】

患者，男，75岁，主因"肝病史22年，上腹痛8小时"入院。

现病史：22年前体检时发现乙肝表面抗原阳性，无乏力，无皮肤、巩膜黄染，肝功能轻度异常，间断自服保肝药物。6年前体检发现肝功能异常，HBV-DNA（＋），腹部CT示肝硬

化，遂开始恩替卡韦抗病毒治疗，患者曾中途自行停药。4 年前复查乙肝五项示 HBsAg（＋）、HBeAb（＋）、HBcAb（＋）。HBV-DNA 定量示 1.78×10^7 IU/mL，当地医院改用恩替卡韦＋阿德福韦酯联合抗病毒治疗，但随后完善 HBV-DNA 耐药检测未提示耐药基因突变，联合抗病毒治疗 1 个月后停用阿德福韦酯，单用恩替卡韦至今，期间一直监测 HBV-DNA 均＜ 100 IU/mL。3 年前患者行腹部 MRI 时发现肝右叶前下段结节型肝癌可能，遂行肝穿活检，病理结果示"中分化肝细胞癌"。2015 年 7 月 15 日首次行经肝动脉导管介入栓塞治疗，术中造影所见：肝内可见一肿瘤染色灶，边界清晰，大小约 1.9 cm × 2.1 cm。经导管注入碘化油栓塞，手术过程顺利。术后 2 个月复查腹部 CT 示"肝癌介入术后改变，肝内复发及残余灶"，故再次行肝动脉导管介入栓塞及肝肿瘤射频消融治疗，肿瘤血管及染色同前。8 小时前患者突然出现中上腹痛，呈剧烈绞痛，向后背放射，伴有恶心，无发热、呕吐、黑便。急诊 B 超示肝右叶多发占位，肝硬化，脾大，肝内外胆管增宽，最宽处约 21 mm，腹腔积液少量。遂收入院。

既往史：4 年前因胃癌行胃部分切除术，病理示"低分化腺癌"。否认乙肝及肿瘤家族史。否认高血压、糖尿病、心脏病病史，否认长期大量饮酒史，对磺胺类药物过敏。

【体格检查】

体温 36.4 ℃，血压 110/64 mmHg，心率 98 次 / 分，呼吸 28 次 / 分，神志清楚，表情痛苦，肝掌（＋），蜘蛛痣（－），腹股沟淋巴结可触及 3 个蚕豆样大小的淋巴结，皮肤、巩膜中度黄染，双肺呼吸音清，未闻及干、湿性啰音，心律齐，未闻及杂音，腹软，无肌紧张，中上腹压痛（＋），反跳痛（＋），Murphy's 征（＋），肝肋下 4 cm 可触及，质硬，脾肋下 2 cm 可触及，质韧，无触痛，移动性浊音（－），双下肢无水肿。

【辅助检查】

血常规：WBC 6.17×10⁹/L，PLT 221×10⁹/L，HGB 70 g/L，N% 83.7%。血淀粉酶 247.3 U/L，尿淀粉酶 487.6 U/L。肝功能：ALT 88.2 U/L，AST 184.3 U/L，TBIL 111.6 μmol/L，DBIL 96.8 μmol/L，ALB 28.4 g/L，BUN 5.82 mmol/L，Cr 58.4 μmol/L，GLU 5.46 mmol/L，CHO 1.08 mmol/L。凝血功能：PT 14.3 s，PTA 66%。AFP 138.2 ng/mL。HBsAg（＋），HBsAb（－），HBeAg（－），HBeAb（＋），HBcAb（＋）。HBV-DNA 测定：未检测到，HCV-Ab（－）。

腹部 CT（图 28-1，图 28-2）：①肝癌介入及消融术后改变，门脉右支及胆道受侵；②肝硬化，脾大，少量腹腔积液；③肝内外胆管扩张，肝右叶胆管增宽，肝总管较宽处内径约 13 mm，肝外胆管内积血不除外；④胆囊结石，胆囊炎。

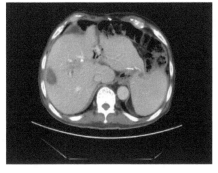

图 28-1　肝癌介入及消融术后改变

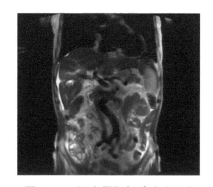

图 28-2　肝癌侵犯门脉右支及胆道，肝右叶胆管增宽

【诊断及诊断依据】

诊断：原发性肝癌Ⅳ期；肝动脉导管介入栓塞术后；肝癌射频消融术后；急性胰腺炎；梗阻性黄疸；乙型肝炎肝硬化失代偿期，脾功能亢进；低白蛋白血症，腹腔积液；胃癌根治术后。

诊断依据：患者为老年男性，曾因胃癌行胃部分切除术，乙肝表面抗原阳性，HBV-DNA 曾为阳性，肝穿刺病理示"中分化肝细胞癌"，查体脾大，Murphy's 征（＋），中上腹压痛（＋），反跳痛（＋），血尿淀粉酶升高，CT 示门脉右支、肝右叶胆管受累，考虑胆管受肿瘤侵犯导致高位胆管梗阻、急性胰腺炎。

【治疗经过】

禁食水，给予比阿培南抗感染，奥美拉唑、奥曲肽治疗胰腺炎及营养支持治疗，急诊行内镜下逆行经胰胆管造影，胆管内支架植入术（图 28-3）；3 天后腹痛消失，无发热，血尿淀粉酶恢复正常，总胆红素降至 31.8 μmol/L。

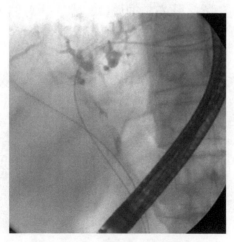

图 28-3　ERCP 术中可见胆道受累

病例分析

　　术前评估患者肝癌，侵犯肝内外胆管，肝内外胆管梗阻，并存在急性胰腺炎，ERCP 术一般不推荐预防性使用抗生素，但在以下情况需要使用：①已发生胆道感染；②存在肝门部胆管狭窄；③胰腺假性囊肿的介入治疗；④器官移植 / 免疫抑制；⑤原发性硬化性胆管炎；⑥对于中或高风险的心脏瓣膜的患者，建议预防性应用抗生素，应选择广谱抗生素，覆盖革兰阴性菌、肠球菌及厌氧菌。胆管狭窄 ERCP 治疗的常用方法包括：ENBD 和支架置入术。ENBD 常见的适应证：手术前短时间的解除梗阻减压引流；合并化脓性胆管炎；引流效果难以判断的患者，用以试验性引流；或作为过渡性治疗。对于合并重度食管静脉曲张的患者应慎用。胆管塑料支架可用于良性或恶性狭窄，但对于高位肝内胆管梗阻的病例，如引流区域有限，应慎用，塑料支架的平均通畅期为 3 ～ 6 个月。自膨式金属胆道支架主要用于无法根治的恶性胆管狭窄的治疗，治疗恶性胆道狭窄具有长期通畅、高引流率、低并发症发生率等特点，但对于肝内胆管 2 级以上分支已经受侵的患者，治疗效果也有限。胆道引流对于伴有急性胆管炎的肝门部肿瘤患者，作用是明确的，梗阻性黄疸可引发急性胆管炎、急性胰腺炎、肝肾衰竭等，胆道引流被认为是控制急性胆管炎、改善肝功能的有效办法，但手术操作难度较大。肝门部胆管癌姑息性置入支架的目的是充分引流，引流足够体积的肝脏。对于急性胆源性胰腺炎轻型患者，不推荐行急诊 ERCP 治疗；对于急性胆源性胰腺炎合并急性胆管炎或胆道梗阻患者，应行急诊 ERCP 治疗；但对于预期患者病情较重，是否行 ERCP 治疗尚存争议。重型胆源性胰腺炎早期进行 ERCP 治疗，与保守治疗相比，可降低并发症的发生率，但对于死亡率降低不显著。

病例点评

乙型肝炎病毒所致肝硬化患者长期有效的抗病毒治疗是降低肝细胞癌风险的关键因素，该患者在确诊"乙肝肝硬化"后仍不能坚持抗乙肝病毒治疗，导致乙肝病毒反弹，甚至发展至肝细胞癌，可见对于慢性乙肝人群加大科普宣教是非常必要的。晚期肝细胞癌侵犯胆管，导致胆道低位不全梗阻，ERCP 放置胆管金属支架是缓解胆管梗阻的有效措施，如果胆管完全梗阻或较高位梗阻，可选择经皮肝穿肝内胆汁引流术缓解梗阻性黄疸。

（易　银　郑俊福　李　磊）

病例 29　肝硬化合并胆总管结石致感染性休克抢救成功

病历摘要

【基本信息】

患者，男，73 岁，主因"肝硬化 1 年余，腹痛、发热 1 天"于 2019 年 1 月 21 日入院。

现病史：1 年前患者无明显诱因出现皮肤、巩膜中度黄染，伴有大便颜色变浅，无腹痛、腹胀、腹部包块、肝区疼痛等不适。于北京某医院急诊 ICU 经完善相关检查（具体结果不详）明确胆管结石、梗阻性黄疸诊断，并考虑患者存在肝硬化基础病变，病因与非酒精性脂肪肝相关。北京某医院予 ERCP 急诊手术置入胆道支架 1 枚（术中具体情况不明），术后黄疸消退，病情平稳出院，后患者未针对肝硬化及胆道疾病行相关随诊。5 月余前患者再次无明显诱因出现皮肤、巩膜轻度黄染，伴皮肤瘙痒，并有发热，体温最高 38.9 ℃，伴畏寒、寒战，无腹痛、腹部包块、肝区疼痛等不适。再次于北京某医院急诊就诊，腹部 CT 提示肝硬化表现，肝内外胆管增宽，胆管内可见多个占位性病变，考虑胆道结石可能性大，原胆道支架脱落。再次行 ERCP 术，术中尝试取石不成功，予再次置入胆道支架 1 枚，术后患者出现咳嗽、咳痰、腹腔积液、高淀粉酶等表现，转于我院经抗感染、保肝、利尿等治疗后病情好转出院。1天前患者再次无明显诱因出现右上腹疼痛症状，呈阵发性剧烈胀痛、位置不固定、向后背放射，服用止痛药可稍有缓解；伴有发热，呈不规则热，体温最高 37.9 ℃，无下肢水肿、咳痰、神志改变。于我院急诊就诊，查甲型流感抗原（−），乙型流感抗原（−）。血常规：WBC 10.78×10^9/L，N% 96.8%，RBC 3.57×10^{12}/L，HGB 123.0 g/L，PLT 80×10^9/L。肝功能：ALT 64.4 U/L，AST 162.7 U/L，TBIL 111.3 μmol/L，DBIL 69.0 μmol/L，ALB 32.9 g/L，AMY 1124.8 U/L。腹部 CT 提示肝硬化表现，胆管结石支架置入术后，胆总管中下段结石可能，伴以上肝内外胆管扩张，急诊以"胆总管结石，梗阻性黄疸，胆系感染"收入院。

既往史：高血压病史 20 余年，血压最高 170/100 mmHg，长期口服倍他乐克、硝苯地平降血压治疗。冠状动脉粥样硬化性心脏病病史 15 年余，10 年前因心肌梗死行冠状动脉支架置入术，术后长期服用阿司匹林、氯吡格雷、阿托伐他汀（二级预防治疗）。无糖尿病病史，对青霉素过敏，具体反应不详。否认吸烟、饮酒史，否认家族性、遗传性疾病史。

【体格检查】

体温 37.9 ℃，脉搏 70 次 / 分，血压 120/70 mmHg，呼吸 20 次 / 分，神志清，精神可，表情痛苦，皮肤、巩膜中度黄染，肝掌（＋），无蜘蛛痣，毛细血管扩张症（＋），颈静脉无怒张，肝颈静脉回流征（−），心脏查体无特殊，双下肺可闻及少量湿性啰音，腹部平坦，无腹壁静脉曲张，右上腹压痛、反跳痛（＋），Murphy's 征（＋），肝脏肋下 1 cm，质韧，脾脏未触及，移动性浊音（＋），液波震颤（－），双下肢无水肿，病理征（－）。

【辅助检查】

血常规：WBC 10.78×10^9/L，N% 96.8%，RBC 3.57×10^{12}/L，HGB 123.0 g/L，PLT 80×10^9/L。肝功能：ALT 33.0 U/L，AST 41.1 U/L，TBIL 74.9 μmol/L，DBIL 38.3 μmol/L，ALB 27.5 g/L，γ-GT 91.2 U/L，ALP 117.0 U/L，TBA 75.5 μmol/L。凝血项：PT 29.0 s，APTT 46.3 s，PTA 27.0%，D-Dimer 4058.0 μg/L。感染指标：CRP 6.3 mg/L，ESR 2.0 mm/h，PCT 7.66 ng/mL，乳酸 4.6 mmol/L。血气分析：pH 7.43，PO_2 73.2 mmHg，PCO_2 28.6 mmHg，实际碳酸氢根 19.3 mmol/L，标准碳酸氢根 21.3 mmol/L，BE–3.7 mmol/L。病毒学检查：HBsAg（－），HBsAb（－），HBcAb（－），HCV-Ab（－），HAV-IgM（－），HAV-IgG（＋），HEV-IgM（－），HEV-IgG（＋），CMV-IgM（－），CMV-IgG（－），EBV-VCA-IgM（－），EBV-EA-IgM（－）。其他实验室检查：ANA 1 ∶ 320，AMA（－），血清 IgG 26.3 g/L，肿瘤标志物（－）。心电图：偶发房性期前收缩。胸片：双下肺少许炎症。腹部 B 超：肝硬化表现，脾大，肝内外胆管扩张，胆总管内可见多发高回声，伴声影，腹腔积液少量。

【诊断及诊断依据】

诊断：胆总管结石；梗阻性黄疸；急性化脓性胆管炎；非酒精性脂肪性肝硬化失代偿期；食管静脉中度曲张。

诊断依据：患者为老年男性，慢性病程急性发作。既往胆总管结石明确，曾因胆道梗阻多次行 ERCP 支架置入手术干预，此次再次以腹痛、发热等症状入院。实验室检查提示白细

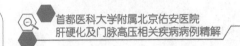

胞、中性粒细胞比例明显升高，CRP、PCT 等感染指标也明显异常，肝功能提示黄疸异常升高，以直接胆红素升高为主，故结合患者病情，考虑"胆总管结石，梗阻性黄疸，急性化脓性胆管炎"诊断成立。

【治疗及预后】

患者入院时感染严重，一般状态差，生命体征尚平稳，给予积极扩容、保肝，以及比阿培南 0.3 g，联合利奈唑胺 300 mg，每 12 小时各 1 次，静脉滴注抗感染治疗。入院第二天（2019-1-22）患者神志尚清，未诉腹痛不适，仍有发热，体温最高 38.8 ℃，伴有明显畏寒，血压最低至 90/60 mmHg，相关检查结果示血常规：WBC 28.21×10^9/L，N% 93.6%，RBC 3.27×10^{12}/L，HGB 113.0 g/L，PLT 43×10^9/L。肝功能：ALT 68.0 U/L，AST 129.8 U/L，TBIL 114.8 μmol/L，DBIL 63.1 μmol/L，ALB 19.7 g/L，γ-GT 164.8 U/L，ALP 203.0 U/L，TBA 99.9 μmol/L，AMY 383.8 U/L。凝血项：PT 25.2 s，APTT 47.7 s，PTA 33.0%，D-Dimer 2824.0 μg/L。感染指标：CRP 71.3 mg/L，ESR 2.0 mm/h。血气分析：pH 7.42，PO_2 74.1 mmHg，PCO_2 31.0 mmHg，实际碳酸氢根 22.8 mmol/L，BE –2.9 mmol/L。

患者感染指标较前明显升高，结合相关结果，考虑出现急性化脓性胆管炎，感染性休克倾向不除外，当前抗感染治疗效果不佳，建议立即行急诊 ERCP 手术解除梗阻。患者年龄大，既往心脏基础疾病严重、有肝硬化基础，无胃镜检查结果，食管胃底静脉曲张情况不明，手术风险极大，经与患者家属充分沟通，患者家属表示理解，并同意立即行急诊手术治疗。

患者经初步去甲肾上腺素升压及扩容治疗生命体征平稳后，行 ERCP 手术，术中见胆总管多发结石，因患者凝血功能差，血小板明显低下，乳头肌切开取石风险大，给予放置胆道支架 2 枚，见图 29-1。

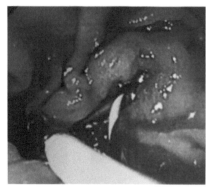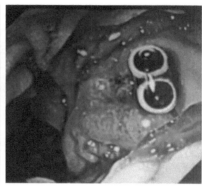

图 29-1　ERCP 内镜

当日夜间 23：30 患者诉恶心症状明显，随即呕血约 20 mL，并排鲜血便 3 次，总量约 1000 mL，血压最低降至 70/40 mmHg，实验室检查提示血常规：WBC 23.10×10^9/L，N% 90.6%，RBC 1.34×10^{12}/L，HGB 45.0 g/L，PLT 31×10^9/L。凝血项：PT 27.0 s，APTT 58.9 s，PTA 30.0%。考虑出现上消化道出血，予止血、扩容、抑酸等治疗，并立即行床旁麻醉插管急诊胃镜（图 29-2）。

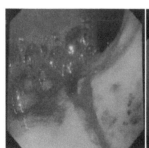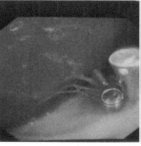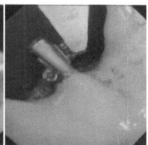

图 29-2　急诊胃镜

　　电子胃镜示胃底体交界后壁可见灶状溃疡样病变伴活动性出血，放置 3 枚钛夹夹闭止血，术后患者未再出现消化道活动性出血症状。经上述治疗后，患者腹痛、发热症状逐渐好转，后病情平稳出院。相关检查结果变化如表 29-1 所示。

表 29-1　相关检查结果变化

	2019 年 1 月 22 日	2019 年 1 月 23 日	2019 年 1 月 25 日	2019 年 2 月 1 日	2019 年 2 月 7 日	2019 年 2 月 12 日	2019 年 2 月 18 日
WBC（$\times 10^9$/L）	28.21	14.40	9.18	3.68	5.54	3.38	3.26
N%	93.6%	88.4%	81.7%	73.8%	70.3%	55.4%	60.2%
HGB（g/L）	113.0	45.0	61.0	56.0	64.0	65.0	69.0
PLT（$\times 10^9$/L）	43.0	41.0	31.0	38.0	60.0	96.0	105.0
CRP（mg/L）	71.3	62.5	30.8	8.4		3.1	
PCT（ng/mL）	7.66	3.36	1.02	0.26	< 0.05		
ALT（U/L）	68.0	33.1	15.6	12.5	14.4	21.4	15.5
AST（U/L）	162.7	73.9	41.1	21.9	20.5	31.0	23.7
TBIL（μmol/L）	114.8	74.9	83.3	50.1	43.4	36.8	30.1
DBIL（μmol/L）	69.0	38.3	30.1	16.8	25.1	20.4	16.9
γ-GT（U/L）	164.8	91.2	40.3	31.7	23.5	25.5	23.1
ALP（U/L）	203.0	117.0	68.0	73.0	78.0	75.0	69.0
TBA（μmol/L）	99.9	75.5	19.8	13.3	21.1	37.4	34.3

　　患者肝功能、血常规、感染指标最终恢复至正常。2019 年 3 月 19 日复查血常规：WBC 4.04×10^9/L，RBC 2.91×10^{12}/L，HGB 98.0 g/L，PLT 103×10^9/L。肝功能：ALT 12.6 U/L，AST

笔记

25.1 U/L，TBIL 42.5 μmol/L，DBIL 17.6 μmol/L，ALB 33.8 g/L，γ-GT 20.6 U/L，ALP 66.0 U/L，TBA 37.2 μmol/L。凝血项：PT 14.7 s，APTT 39.0 s，PTA 68.0%。

病例分析

　　该患者系老年男性，有肝硬化基础病合并胆总管结石，此次主要表现为急性化脓性胆管炎，继而出现感染中毒性休克，病情极危重。

　　急性化脓性胆管炎是胆道淤积及感染所致的一种临床综合征，以寒战高热、黄疸及腹痛为特征（Charcot三联征）。该病系Charcot首次报道，是一种可危及生命的严重疾病，是胆道疾病患者死亡最重要、最直接的原因。该病可出现感染性休克、胆道出血、胆瘘，如不及时抢救可导致昏迷、死亡。该病好发年龄为40～60岁，病死率为20%～23%，老年人的病死率明显高于其他年龄组。老年人生理功能下降，抗病能力差，免疫功能下降，对炎症的应激反应迟钝，所以临床症状和体征往往比实际病理改变轻，故在疾病十分严重的情况下，腹部体征往往轻微，白细胞及体温升高有时不十分明显，给病情判断及治疗决策带来困难。

　　急性化脓性胆管炎最重要的易感因素是胆道梗阻及淤积，胆道梗阻最常见的原因有胆道结石（28%～70%）、良性狭窄（5%～28%）和恶性肿瘤（10%～57%）。该患者系胆总管结石所致的胆道梗阻，继发了急性化脓性胆管炎。

　　胆总管结石的诊断：典型的胆总管结石患者会有腹痛、寒战高热和黄疸（Charcot 三联征），甚至合并血压下降及神经精神症状（Reynold 五联征）；体检时可发现皮肤、巩膜黄染，右上腹压痛、反跳痛、肌紧张，Murphy's 征（+）。发作间期可能没有明显的症状或体征，另有少数患者始终没有明显症状，因此对于临床表现不典型者，有必要进行全方面的检查协助诊断。

怀疑存在胆总管结石者推荐首先进行肝脏生化检测及腹部超声检查，但结果正常者不可完全排除，如临床仍高度怀疑可行进一步检查。实验室检查对于胆管结石的诊断具有参考价值。在急性发作期，患者可存在白细胞和中性粒细胞升高，肝功能检查可见胆红素、碱性磷酸酶、谷氨酰转肽酶及血清转氨酶有不同程度的升高，重症患者亦可出现电解质及肾功能指标异常，而发作间期患者各项指标均可正常。

腹部超声检查操作方便、安全、可靠、开展广泛，可显示肝内外胆管及胆囊的病变情况，近期一项 Meta 分析显示，腹部超声诊断胆总管结石的敏感度为 73%，特异度为 91%，是 ERCP 前不可缺少的一线影像诊断手段。经腹壁超声检查常不能清晰显示胆总管下段，假阴性率在 30% 以上，且容易将胆管内气体误诊为结石，同时不能提示胆管下段是否存在狭窄，存在一定局限性，因此仅有超声检查结果尚不足以决定是否应该实施 ERCP 治疗，建议进一步接受其他影像学检查。不推荐将 CT 作为检测胆总管结石的首选方法，但对疑诊合并恶性肿瘤的患者推荐 CT 检查，X 线阴性结石使其诊断的准确性会明显降低。推荐 MRCP 和超声内镜作为胆总管结石患者的精确检查方法，目前这两种检查手段敏感性及特异性是最好的。ERCP不能作为一线的诊断手段，应尽量避免行单纯诊断性ERCP；临床怀疑胆管结石，但无任何影像学证据者应慎行ERCP；建议ERCP只用于治疗已经确诊的胆总管结石病例，实施结石的清除或胆管引流。

处理：患者已确诊胆总管结石，不论有无症状，如无特别禁忌，原则上应限期处理；可选用ERCP、腹腔镜手术、开腹手术等方法进行治疗，应根据患者的病情、医院的技术条件和操作者的经验综合考虑，选择最有利于患者的治疗方式。建议建立多学科讨论机制，制订适合患者的治疗方案。

对于急性化脓性胆管炎的处理，首先是评估疾病的严重程度。在支持治疗的基础上，给予积极抗感染治疗。胆道引流解除胆道梗阻非常重要，尤其对于危重患者。ERCP鼻胆管引流或胆道支架置入术是创伤最小的办法。如果ERCP不成功，也可以通过介入手段解除胆道梗阻，比如经皮肝穿肝内胆汁引流术，或者手术治疗等。

该患者系老年人，基础病较多，凝血机制差，选择ERCP是创伤较小的方案，在胆道支架置入后患者症状明显改善。之后患者出现应激性溃疡出血，经过积极抑酸、止血对症治疗，患者活动性出血停止，抢救成功。

📋 病例点评

这是1例肝硬化患者出现急性化脓性胆管炎、非静脉曲张大出血、失血性休克抢救成功的病例。该患者治疗难点：①患者高龄，有高血压、冠心病基础病史，血小板明显低下、凝血机制差，存在食管静脉曲张，ERCP 操作风险极大；②严重感染等应激状态下易诱发急性胃黏膜病变、应激性溃疡等，该患者尽管存在食管静脉曲张，却是由于溃疡所致的非静脉曲张大出血、失血性休克，床旁麻醉插管急诊内镜虽然风险大，但仍是非静脉曲张出血抢救不能被替代的手段。

（闫一杰　范春蕾　李　磊）

参考文献

[1] YEOM D H, OH H J, SON Y W. What are the risk factors for acute suppurativechoalangitis caused by common bile duct stones?[J]. Gut Liver, 2010, 4(3): 363-367.

[2] 李鹏，王拥军，王文海.ERCP 诊治指南（2018 版）[J].中国实用内科杂志，2018, 38（11）: 1041-1072.

病例 30 肝硬化并胆总管结石 ERCP+支架置入后 EVL+EVS 治疗

病历摘要

【基本信息】

患者，女，73 岁，主因"肝病史 20 余年，上腹痛 1 天"入院。

现病史：20 年前患者无明显诱因出现肝区疼痛，当地医院查乙型肝炎表面抗原阳性，转氨酶升高，给予保肝治疗好转。5 年前患者无明显诱因出现腹泻，当地医院查腹部 B 超发现肝内占位，后于某医院就诊，诊断为"原发性肝癌，乙型肝炎肝硬化代偿期"，予以恩替卡韦抗病毒治疗，间断行肝动脉导管介入治疗 11 次，氩氦刀消融治疗 3 次，肝癌射频消融治疗 4 次。最近 1 次为 2018 年 8 月 30 日肝动脉导管介入治疗，术后出现急性化脓性胆囊炎、胆囊坏死，2018 年 9 月 1 日行腹腔镜下胆囊切除术，术后予积极抗感染、对症营养支持、抗肿瘤、增强免疫力、补充白蛋白、利尿、纠正电解质紊乱、保肾等治疗后好转出院。2018 年 10 月 18 日复查 CT 提示灶周复发灶可能，门脉右支栓子形成。2018 年 11 月再次行肝动脉导管介入治疗 1 次及射频消融治疗 1 次。入院 1 天前（2019-1-10）进食后出现上腹绞痛，伴呕吐，无发热。10 小时前加重，当地医院行腹部 CT 示肝外胆管多发结石，肝外胆管扩张，为进一步诊治收入我院。

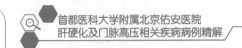

既往史：高血压病史 18 年，规律口服降压药物。否认烟酒嗜好。否认药物过敏史。

【体格检查】

体温 36.4 ℃，血压 120/59 mmHg，脉搏 96 次 / 分，呼吸 19 次 / 分，神志清楚，急性病容，皮肤、巩膜无黄染，肝掌（－），蜘蛛痣（－），双肺呼吸音清，未闻及干、湿性啰音，心律齐，各瓣膜听诊区未闻及器质性杂音，腹部隆起，腹壁柔软，无肌紧张，上腹压痛，无反跳痛，Murphy's 征（－），移动性浊音（－），无肝区叩痛，肝上界位于右锁骨中线第 5 肋间，肠鸣音 4 次 / 分，无下肢水肿，扑翼样震颤（－），踝阵挛（－）。

【辅助检查】

血常规（2019-01-12）：WBC 13.31×10^9/L，HGB 126 g/L，PLT 97×10^9/L，N% 91.4%。

降钙素原（2019-01-12）：23.46 ng/mL。

血淀粉酶（2019-01-12）：100.1 U/L。

肝肾功能（2019-01-12）：ALT 157.2 U/L，AST 225.7 U/L，TBIL 118.6 μmol/L，DBIL 115 μmol/L，ALB 34.1 g/L，BUN 8.24 mmol/L，Cr 108.7 μmol/L，钾 4.24 mmol/L，钠 134.4 mmol/L。

凝血项（2019-01-12）：PTA 45%。

MRCP（2019-2-11）：①胆囊切除术后改变，肝外胆管多发结石，伴肝内外胆管扩张；②肝内胆管左支结石不除外；③肝脏介入及消融术后改变，肝右叶近膈顶部胆脂瘤可能；④肝硬化，脾大，双侧肾囊肿。

胃镜（2019-2-22）：食管静脉曲张（重度，红色征阳性），

笔记

胃静脉曲张（GOV 1 型），门脉高压性胃病，食管静脉曲张套扎术（第一次，一级预防）。胃静脉曲张套扎术（第一次，一级预防）。见图 30-1。

腹部 CT（2019-3-4）：①肝癌介入及消融术后改变，肝硬化，食管静脉曲张治疗后改变，少量腹盆腔积液；②胆囊切除术、ERCP 支架置入术后改变，肝外胆管结石（较前无显著变化），肝内外胆管扩张（较前稍进展）；③右侧肾囊肿；④降结肠、乙状结肠及直肠扩张伴较多肠内容物。建议随诊复查。

胃镜（2019-3-19）：食管静脉曲张（轻度），食管静脉曲张套扎术后，胃静脉曲张套扎术后，胃溃疡（A2 期），门脉高压性胃病。

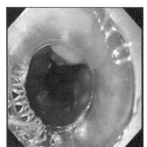
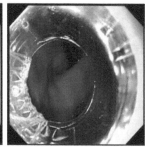
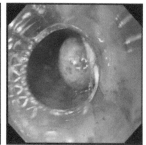
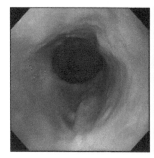
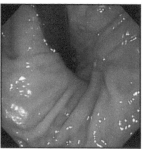

图 30-1　胃镜检查

【诊断】

急性梗阻化脓性胆管炎；胆管结石；肝炎肝硬化代偿期（乙型）；原发性肝癌硬化型（Ⅲa期）；肝动脉导管介入术后；肝癌氩氦刀消融术后；肝癌射频消融术后；胆囊切除术后；原发性高血压。

【治疗及随访】

患者入院后有发热、寒战、腹痛症状，感染指标显著升高，结合MRCP、病史等诊断考虑化脓性胆管炎可能性大。当日予以急诊ERCP治疗，术中可见十二指肠乳头有脓液流出，留取培养送检，放置支架1枚。术后予以亚胺培南西司他丁0.5 g、每8小时1次抗感染，患者胆道液体培养示阴沟肠杆菌，根据药敏试验结果抗生素更换为头孢噻肟钠舒巴坦3.0 g、每12小时1次静脉点滴。患者腹痛缓解，体温控制，感染指标好转，肝功能损伤较前减轻。ERCP+胆道支架置入术后10天患者行食管静脉曲张套扎术＋胃静脉曲张套扎术1次，4周后复查胃镜示食管静脉曲张由重度转为轻度，胃静脉曲张消失。患者有原发性肝癌基础，急性梗阻化脓性胆管炎，病情凶险，经ERCP+支架置入术等治疗后病情得到控制。患者重度食管胃底静脉曲张，出血风险巨大，经胃镜下食管静脉曲张套扎术＋胃静脉曲张套扎术治疗后食管静脉曲张明显减轻，胃静脉曲张消失，出血风险降低。

患者行ERCP+支架置入术及胃镜下食管静脉曲张硬化剂＋套扎术治疗后数月内未再腹痛，未出现上消化道出血，远期疗效待进一步随访。

病例分析

患者存在原发性肝癌，多次行介入治疗，2018 年 8 月 30 日再次行肝动脉导管介入治疗，术后出现急性化脓性胆囊炎、胆囊坏死，病情危重，2018 年 9 月 1 日行腹腔镜下胆囊切除术。一般认为，除危及生命的梗阻性化脓性胆管炎、胆囊积脓或穿孔、上消化道出血需立即手术外，应尽量避免急诊手术。术后予积极抗感染、支持等治疗后好转。4 个月后患者突发发热、寒战、腹痛，感染指标显著升高，MRCP 示胆囊切除术后改变，肝外胆管多发结石，伴肝内外胆管扩张，左肝内胆管结石不除外。诊断考虑急性梗阻化脓性胆管炎，胆管结石，病情紧迫，当日行 ERCP+ 支架置入术。肝硬化合并胆总管结石患者行 ERCP 取石术存在一个难题，即易发生消化道出血威胁患者生命。楼颂梅等研究发现，肝硬化合并胆总管结石患者行 ERCP 取石术后消化道出血占总并发症的 56.5%（13/23），且 ERCP 相关死亡原因中 85.7%（6/7）为消化道出血。ERCP 术后消化道出血主要系食管胃底静脉曲张破裂出血和十二指肠乳头部渗血。患者食管静脉重度曲张，胃静脉曲张（GOV 1 型），行胃镜下食管静脉曲张套扎术 + 胃静脉曲张套扎术 1 次（一级预防治疗），患者食管静脉曲张由重度转为轻度，胃静脉曲张消失，为进一步有创操作提供了安全保障。

病例点评

患者有高热、寒战、腹痛表现，结合腹部 CT、MRCP 及

219

实验室检查，胆总管结石、梗阻化脓性胆管炎诊断明确，属于急诊 ERCP 的绝对适应证。但患者基础疾病比较复杂，原发性肝癌，肝硬化，既往曾胆囊切除，食管胃静脉重度曲张，以上均增加了 ERCP 操作的难度和风险。术前充分知情同意是必要的。急诊操作应当以解除梗阻、缓解病情为主要目的，不适合同时解决结石等问题，因为操作时间长、乳头切开扩张等会增加操作及术后并发症风险，加重感染，甚至危及患者生命。针对本例患者，急诊 ERCP 仅放置塑料支架以达到解除梗阻、通畅引流的目的。术后患者恢复良好，感染迅速得到控制。随后择期进行食管胃底静脉曲张套扎术，以降低出血风险，再择期行 ERCP 进行胆总管取石。对于此类患者，结石容易复发，故需特别注意随访，及早发现问题及早解决。

（刘远志　张月宁）

参考文献

[1] 楼颂梅，张啸，张筱凤 . 内镜下乳头切开术与外科手术治疗胆总管结石并肝硬化的回顾分析 [J]. 中华消化内镜杂志，2010，27（2）：67-70.

笔记